JN199422

セラピストのための

認知症者家族支援マニュアル

編集

香山明美　東北文化学園大学教授

苅山和生　佛教大学准教授

谷川良博　広島都市学園大学准教授

文光堂

■ 編集

香山　明美　東北文化学園大学医療福祉学部リハビリテーション学科教授
苅山　和生　佛教大学保健医療技術学部作業療法学科准教授
谷川　良博　広島都市学園大学健康科学部リハビリテーション学科准教授

■ 執筆（執筆順）

香山　明美　東北文化学園大学医療福祉学部リハビリテーション学科教授
谷川　良博　広島都市学園大学健康科学部リハビリテーション学科准教授
苅山　和生　佛教大学保健医療技術学部作業療法学科准教授
中澤　純一　特定非営利活動法人やじろべー宅老所もくれん代表
浅野　有子　一般社団法人あっとほーむいなしき代表理事
坂口　聡子　医療法人コールメディカルクリニック福岡

序

家族支援について，家族を中心にした著書を出したいというのが編者の長年の念願であった．家族支援の重要性の気づきは日々の対象者支援の延長線上にあった．地域生活が可能となるのは本人の意欲や能力もさることながら，家族と本人の関係や家族の本人に対する想いに寄って違うことを沢山の事例から学んだ．

家族に焦点を当てた支援を展開していくと，家族も疲弊し混乱し，家族自身が支援を受ける必要があることにも遭遇していった．そして，入院して間もない早い段階での家族支援が，対象者の退院支援やひいては地域生活支援がしやすいことにも気づいていった．

筆者の祖母は 104 歳の天寿を全うした．明らかな認知症という症状というよりは年齢とともに記憶障害があったが，家族の中で受け入れられるものであった．その祖母の生活を支えたのが祖母とは 24 歳違いの嫁である母であった．

筆者の若かりし頃は，祖母と母の嫁姑のいざこざをよく目にしていた．決して仲が良い嫁姑ではなかったと思っていた．しかし，晩年，特に祖母が 90 歳を超える頃には，母の姿が見えないと「お母さんはどこにいったの？」といつも母の姿を求めていた．そして，皆から元気でいることを褒められると「お母さんにいつも美味しいものを食べさせてもらっているから」と母を褒めるのであった．この二人の関係を身近でみながら，家族の在り様が年齢とともに変わっていくこと，人の気持ちが一面的ではないこと，思ったことを言葉にしながらぶつかり合うことが必ずしも悪い関係ではないことなど多くを学んだ．加えて，日々祖母に付き合う母の心も一定ではなく，良い日もあれば，大きな嘆きを語ることもあった．介護している家族には精神的な支援が何より必要であると感じた．

家族の想いを大切に，家族が主体者である立場に立ったセラピスト向けテキストをお届けする．内容を確定するにあたって，長年認知症の作業療法を一緒に考えてきた苅山和生先生，谷川良博先生に編集に加わっていただいた．その中で事例を中心に臨床家が困ったときにすぐに役に立つ内容であること，すぐに使ってもらえる資料集も入れ込むことなどが確認された．

執筆者には，苅山先生，谷川先生に加え，中澤純一先生，浅野有子先生，坂口聡子先生にもお願いし，認知症者の家族支援に関する豊かなご経験を，事例を通して表現いただいた．ここに関わっていただいた先生方に感謝申し上げます．

当初の思いが形になるまでに多くの歳月を要してしまったのはひとえに編者の力不足に他ならない．これまで，根気よくお付き合いいただいた文光堂の奈須野氏にも感謝申し上げます．本書が認知症者の家族支援を実践しようとするセラピストにとって参考となり，さらに家族支援の充実が図られ，認知症者と家族の地域生活が豊かなものになることを願っている．

2018 年 6 月

編者を代表して　**香山　明美**

目 次

COLUMN

第 1 章

認知症者の家族状況を理解する

1. 家族のおかれている状況[1)]

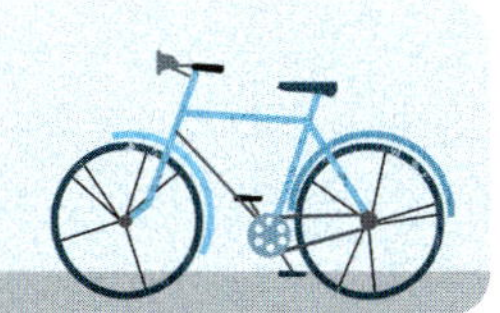

1 病気や障害が生じることで家族全体に負担が生じる

どのような病気や障害をもった場合でも，対象者ばかりでなく，家族にも何らかの変化や負担が生じる．この変化や負担を家族の力で解決していけるかどうかは，家族全体が危機的状況をどれぐらい抱えられるかによって違ってくると思われる．家族が障害をもった対象者を受け入れて前向きに生きていけるような家族機能をもっている場合はむしろ少なく，家族への支援が必要な場合が圧倒的に多い．

リハビリテーションを展開していくとき，対象者を囲む家族や環境を客観的にとらえていくことは重要なことである．ともすれば，セラピストは目の前の対象者や対象者が抱えた障害にのみ視点がいき，その支援にエネルギーを注いでいることが多いように思われる．しかし，対象者の真の意味でのリハビリテーションは家族や地域など，対象者を囲む環境を正しく理解し，必要であればアプローチしていくことが求められる．家族を含む環境へのアプローチが対象者へ還元されていき，対象者の良い変化につながっていくという循環を理解していく必要がある．

2 医療機関にたどり着くには長い時間がかかる

認知症の初期は，家族は，「あれ，物忘れが多くなった．しかし，普段と変わらない生活だし，これは病気かしら？」と疑問をもちながらも，とても困った状況ではないので，相談機関や医療機関への受診までは行かない例も多い．また，多くの場合，受診や入院という選択をするまでに，家族の中で本人の症状や状態をなんとかしようと必死で過ごした時期があるはずである．精神科を受診する前に，内科や神経内科など他科を受診していることも多い．周辺症状が大きくなり精神科受診が必要となる頃には，本人・家族とも疲弊しているということになる．まして，認知症になるはずがない，精神科病院へは受診したくない，と本人も家族も思っていることが多いので，精神科の医療機関に対する抵抗があることも多い．また，家族でなんとかしたいと思ってがんばっているうちに，周辺症状により警察沙汰になったり，夜間では救急車により搬送され入院とな

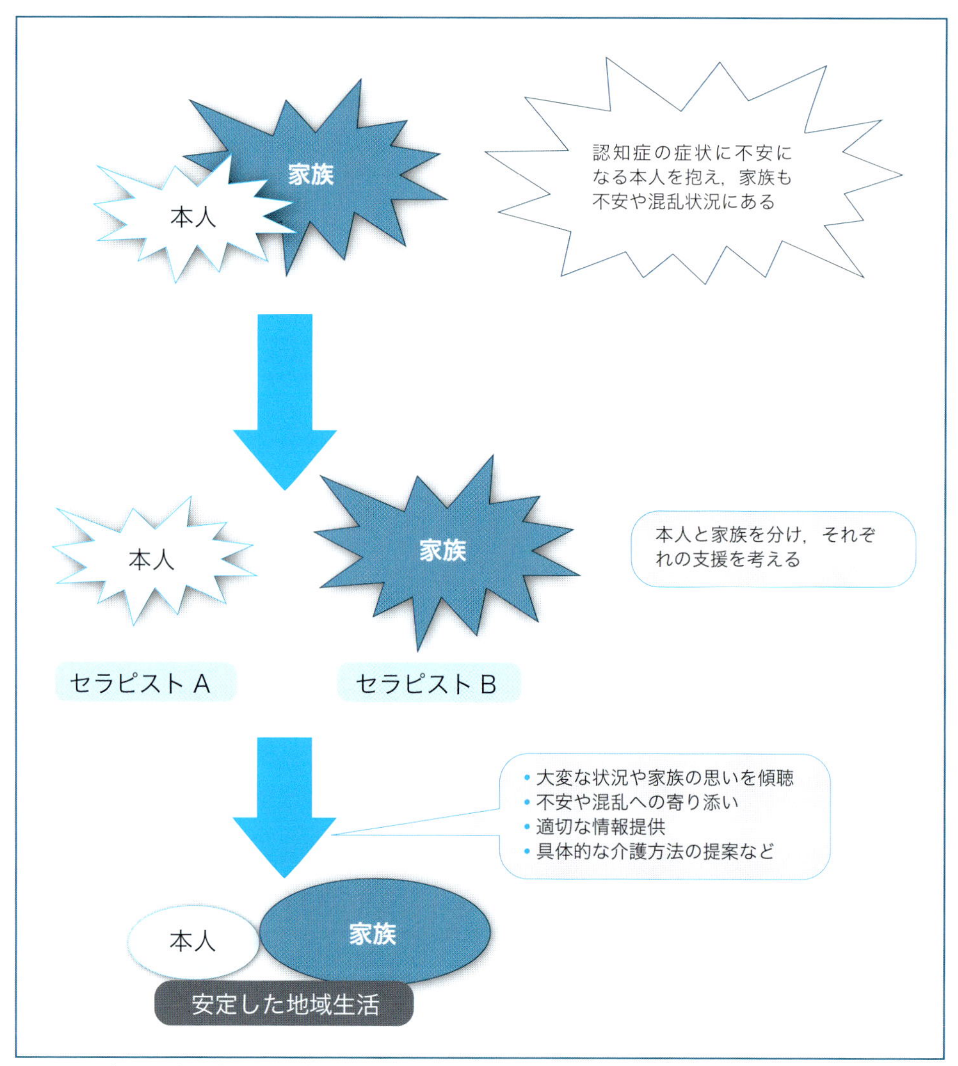

図 1　不安や混乱の中にある家族支援のイメージ

る場合もある．このような場合本人にとっては，無理やり入院させられた，強制連行された，という思いになる場合もある．

また，主介護者である嫁が，「お金を盗ったでしょ．お金を盗れるのはあなたしかいない！」と物取られ妄想の対象になったり，義姉たちからは「あなたの対応が悪い」と言われたり，夫も仕事が忙しいから真剣に考えてくれないなど，介護者が周囲から理解されない孤独な状態で介護し続ける状況がある．また「毎日，同じことを聞かれ，同じ返事をしなければならない．ついつい，怒ってしまいます」という，ストレス状況があることもわかる．「一時は離婚まで考えました．でも，今こうして要介護５の状態になっても家でおばあちゃんを看たいと思えるのは，嫁いだときとてもやさしいお義母さんだった，やさしくしてもらった思いがあるからだと思う」と語る家族もいる．

「認知症の診断と治療に関するアンケート調査　調査報告書」[2] によると，主介護者は配偶者や子供が多く，女性が70%を占めており，認知症を疑うきっかけとして「忘れ物・物忘れ・置き忘れを頻繁にするようになった」，「時間や日にちがわからなくなった」，「仕事や家事が以前のようにできなくなり，支障をきたすようになった」等が上位を占めており，以前とは違う生活するうえでの状況変化が起こることで認知症を疑うことが示されている．また，認知症を疑うきっかけとなる変化に気づいてから認知症の確定診断を受けるまでに要した期間の平均は15.0ヵ月という結果もあり，1年以上にわたり家族が悪戦苦闘している状況がわかる．医療機関を受診してから確定診断されるのに6ヵ月以上かかることでの家族の不安や負担も示されており，適切な情報提供の必要性も示唆された．

一方で，日本作業療法士協会が行った認知症高齢者を抱える家族支援事業[3] では，自宅で介護が難しくなるのは，主介護者が病気等により面倒をみられなくなったときという回答が多く，家族はできるだけ自宅で介護したいと考えていることもわかった．不安と混乱の中にいる家族に早い段階から専門家の支援が必要とされる

このように，対象者と同様に混乱と疲弊していることが多い家族に対して，対象者支援とは別の視点から大変な思いや家族の歴史や関係性を丁寧に汲み取る作業が重要であり，家族支援の根源的な作業であると感じている．まずは，じっくりと家族の話を聞く面接から始めていく必要がある．早期に家族支援に取り組むことで，家族の疲弊を最小限にとどめ，家族が元気に，家族自身の力を生かしながら在宅生活を支援できることが，大変重要なことである．

上記の不安状況を抱える家族支援のイメージを図1に示す．

文献

1) 香山明美：認知症の家族支援．OT ジャーナル 40(2)：127-132，2006
2) 公益社団法人 認知症の人と家族の会：認知症の診断と治療に関するアンケート調査 調査報告書．片山禎夫監修，日本イーライリリー，2014，http://www.alzheimer.or.jp/webfile/shindantochiryo_tyosahoukoku_2014.pdf（2018年6月6日閲覧）
3) 社団法人日本作業療法士協会：平成16年度独立行政法人福祉医療機構（長寿社会福祉基金）助成事業　事業報告書「痴呆性高齢者及び家族等介護者支援事業」，1-16，2005

（香山明美）

2. 家族が陥りやすい心理状況

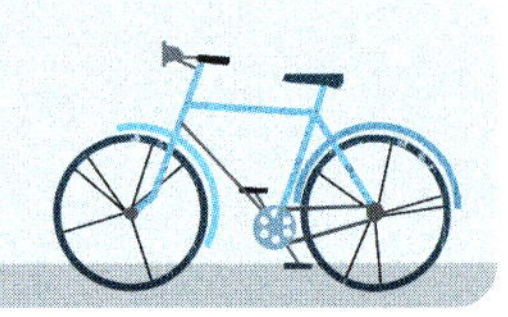

認知症の人を支える家族の心理は一定ではない．早期には，信じられない気持ちとともに，「自分の母親が認知症になるはずがない」，といった否定の気持ちが起きたり，何度も同じことを言われ続け，物とられ妄想の対象になったりすれば，疲弊も一気に増していく．昨日は比較的穏やかだったので家族も笑顔で会話できたが，今日は落ち着かず動き回れば，家族の気持ちも一変してしまう．このような一定ではない家族の心理状況を理解し，家族の気持ちに寄り添いながら支援してくことがセラピストに求められる．

認知症者を支える家族の心理的変化を経過とともに「介護者の心理ステップ，見極めのポイント」としてまとめている（図1）[1)]．筆者の経験も加えて家族の心理的な変化を紹介する．

第1段階　認知症の診断を受けたときや不可解な行動に気づいたとき

[驚き・戸惑い・否認]

いつもと違う行動に気がつき，驚き，戸惑う．一方で不可解な行動が継続せず，了解可能な会話が成立するときもあるので，病気とは認めたくない心理も働き，専門家への相談や医療機関を受診するといった行動が遅れる要因ともなる．

第2段階　ゆとりがなくなり，追いつめられる

[混乱] [怒り・拒絶・抑うつ]

認知症者の行動に振り回され，精神的・身体的に疲弊し，わかってはいるけれど辛くあたってしまったり，「なぜ自分だけがこんなことになるの…」「自分はこんなに頑張っているのに…」と他の家族に理解してもらえないことに怒りを感じたりする．時には認知症者を拒絶したり，そんな自分に自己嫌悪になりうつ状態になる場合もある．この時期は，まだ，受診していない人も少なくない．

第3段階　なるようにしかならない

[あきらめ] [開き直り] [適応]

認知症者が，何度も同じことを繰り返したり，物忘れが酷くなっていく状況の中で，家族が自分の言うことを聞かせようとすればするほどうまくいかない経験をしていく．やがて，認知症者を怒ったり，自分にいらいらしても仕方がないと気づいていく．そして，なるようにしかならないと思う開き直りとともに，自分を「よくやっている」と認められるようになっていく．そして，認知症者をありのままに受け入れた対応が家族自身にとっても一番良いことに気づいていく．

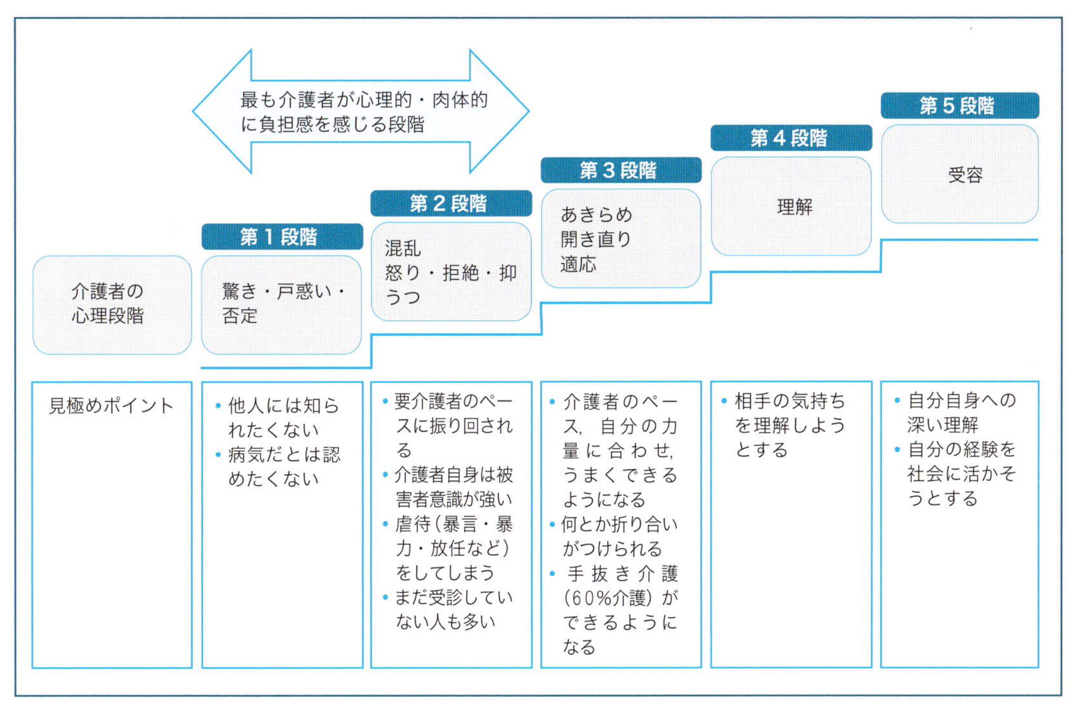

図1　介護者の心理段階　（文献1より引用改変）

第4段階　認知症者の世界を認めることができる

［理解］

家族は認知症者の症状を問題としてとらえることがなくなり，相手の気持ちを深く理解しようと思えるようになっていく．これまでの認知症者との関係や自分の生活を振り返ることができるようになることで，認知症者や介護者である自分を客観的にとらえることができるようになる．

例えば,「最初は,『何で自分だけがこんな大変な思いをしなければならないの』と思ってつらい毎日でしたが，嫁に来たばかりのとき，とても優しくしてくれたことを思い出したんです．そしたら，急に優しくしたら行動が変わるんじゃないかと，思ったんです．そう思えるようになったら，とたんに精神的に楽になり，おばあちゃんが変わってきたんです」と経験を語る人もいる．このような経過をセラピストは家族と寄り添うことで一緒に経験していくことができる．

第5段階　自己の成長，新たな価値観を見いだす

［受容］

家族が，認知症の人と家族自身が置かれている状況を客観的に理解できるようになることで，自身の成長を促していくことが可能となる．家族が介護してきた経験を誰かの

役に立てたいと思うようになったり，前向きで建設的な行動をとり始める人も多い．

介護の経験は，同じ体験をしている人には大きな力になるので，その力を活かしていく機会を提供することもセラピストの大きな役割となる．

以上の流れは，“認知症者の行動は，介護者の鏡”ということもいえる．介護者がイライラすれば，認知症者もイライラするということに家族が気づいていくプロセスにセラピストがいかに寄り添えるかが重要である．一方で，家族が否定，混乱している第 1 段階，第 2 段階は専門職に相談するという発想になっていない家族も多いので，家族が早期に相談できる体制を整えていく課題もある．

文献

1）公益社団法人認知症の人と家族の会愛知県支部編：介護家族をささえる―認知症家族会の取り組みに学ぶ．中央法規出版，東京，99，2012

（香山明美）

3. 認知症の各時期に家族が困ること

認知症の推移と本人の身体機能の変化，記憶障害等主症状の変化を表 1[1)] に示す．その時期の家族が困る状況を説明する．

1 軽度の時期

認知症の初期は，財布を置き忘れる，頼まれた仕事を忘れる，道がわからなくなるなど軽度の物忘れや認知障害が出現することから始まる．本人はこの忘れる体験に戸惑いや不安を感じ始める．家族も「なんだかおかしいな」と気づき始めるが，家族の指摘に本人はとりつくろった行動をとる場合もある．物忘れの体験が続くことによる喪失感は，本人はもとより家族も含め，不安感を高め意欲の低下につながることもある．加えてこの時期に，家族が認知症の正しい知識や本人への対応が不安定なものになることで，本人の不安感が高まり易怒的になったり，うつ的になるなど周辺症状が顕著になることも多い．このような本人の変化は家族の戸惑いや不安感をさらに高め，本人に対して叱咤激励や否定的な発言をすることになる．そのような家族の対応で本人はますます不安になり，暴言といった周辺症状が悪化していくという悪循環に陥る場合も少なくない．

この時期には，本人の感情的な側面は比較的保たれていることを伝え，家族とともに，生活上の課題を明確にし，それを具体的に支援するために地域の社会資源を有効に活用していくこともセラピストとして重要な役割となる．

2 中等度の時期

認知症の中核症状としての記憶障害や判断力低下が著明となり，そこから起因する生活リズムの乱れや，生活上でのプランニングが徐々に困難になってくる．そのことで家族等周囲の者が影響されるので，関係性がますます悪化していくことも多い．そのことで妄想や暴力，徘徊といった精神症状が現れる場合も多い．

アルツハイマー型認知症等身体障害がない場合は，身体的にはまだまだ元気なので，遠くまで出かけてしまい迷ってしまったり，夜間に徘徊したり，周囲を混乱させ，疲弊させていく場合も多い．また，症状が進行するに従い持続した対人交流や感情交流が困難となり，社会的に孤立してしまう傾向もある．精神症状を伴う行動障害が顕在化し始めると，地域生活の継続を困難にさせることもある．

この時期のセラピストの役割は，行為遂行ための順番や手順がわからなくなり，行為が独力では遂行できない場合には，きっかけになる声掛けや誘導による介入が重要となること．動作の反復学習をするといった継続的なアプローチによりは具体的な ADL 上での介入が重要となり，成功体験をフィードバックすることがコツとなる．残存能力を

表 1　認知症の推移と各時期の作業療法の役割

認知症の重症度	軽　度 発病期　精神症状多出期（幻覚･妄想･興奮･徘徊など）
リハビリテーション	介護予防　医学的・個人的リハビリテーション
コミュニケーションの障害	----------
日常の生活動作の障害	---------- 入浴動作 ----------→
身体活動能力の低下 身体疾患症状	----------バランスの崩れに注意 ----------→
臨床像の推測	軽度のものわすれ，認知障害が出現し，本人の戸惑いや不安感が出現し始める時期．家族も「おや，何だかおかしいな」と気づく．周囲の対応にとりつくろった態度や，攻撃的になることもある． 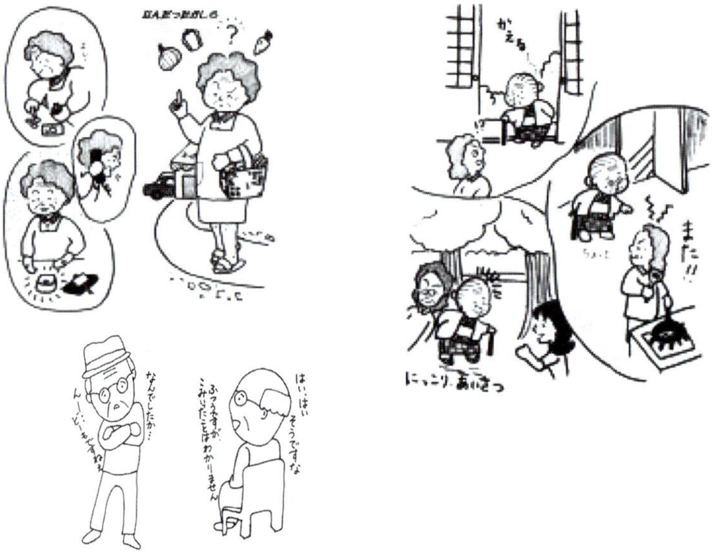
作業療法の役割	安心・安全の保障 症状の軽減 賦活（知的・認知機能の活性化） 鎮静（不安・焦り・混乱の軽減） 自信の回復　生活習慣の回復・改善 社会資源の紹介 家族・介護支援
関わりのポイント	精神的サポートの度合い 個人の生活史がより反映された形での関わりが重要． 自己効力感，成功体験がもてる場や環境の設定． 個人的な対応（精神的なサポートという意味で）を中心に行う． なじみの場やなじみの 徘徊感知器や探知機， 要になる．
治療・援助の場	物忘れ外来　老人性認知症疾患治療病棟　老人性認知症疾患療養病棟 介護予防・生活支援事業　在宅サービス　：　通所リハビリテーション

中等度　　　　　　　　　　　　　　**重　度**

障害複合期

社会的側面のリハビリテーション → 個人的側面のリハビリテーション

--- 日常会話の支障 ——→ （会話困難）

排泄動作 ------→ 更衣動作 ------→ 食事動作

寝たり，起きたりなど活動性低下 ——→ 非活動性による廃用症候群

------→ 合併症状（発病，痙攣，肺炎など），体重減少に注意

認知症の症状も進行して，さまざまな症状を呈している時期．さまざまな症状は周囲との関係性の中から出現している場合も多い．本人の置かれている人的，物理的環境に注意が必要．

パーキンソニズムや歩行の不安定さなど身体症状が出現．ADL の介助量も増え，車椅子を使用することも多くなる．行動範囲が狭くなり，行動障害も減少気味．

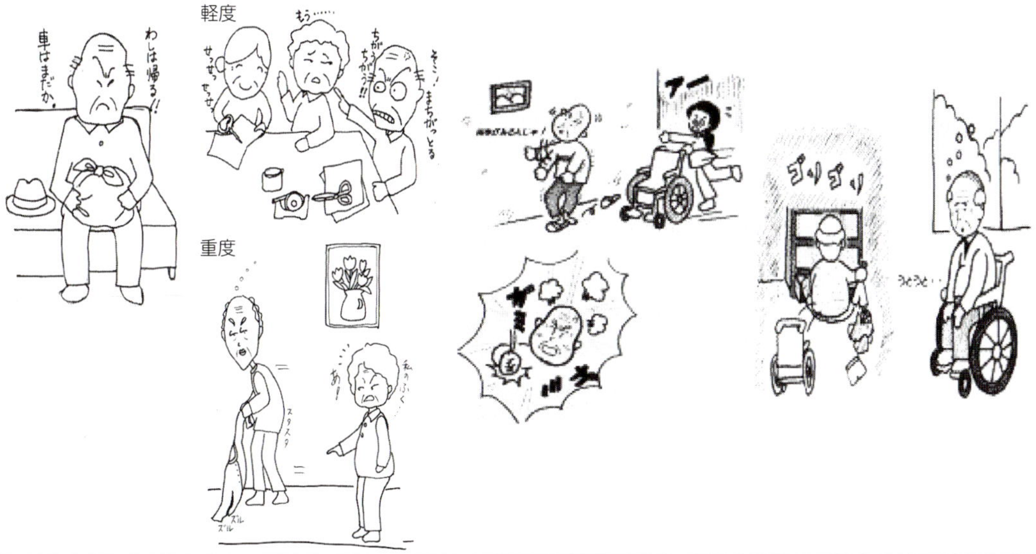

軽度

重度

残存知的機能の賦活
ストレスの発散
自己役割の再確認
ADL の維持
APDL・余暇活動の支援
対人交流，環境適応能力の維持
地域社会との交流支援

生活リズムの維持
基本的 ADL の保障
（食事・排泄・保清）
基本的体力の維持
合併症の予防
（廃用症候群の予防）

— 生活環境の改善 ——→
— 人的環境の整備 ——→

身体的サポートの度合い

関係を意図した集団的な環境整備が必要．気づきを増す福祉用具（常夜灯など）も必

精神的な関わりも，関わる側の推測がなかなか届かなくなってくる時期．身体的にも低下してきており，廃用症候群に対するアプローチも念頭に入れておく．

介護老人保健施設　　グループホーム　　介護老人福祉施設

訪問リハビリテーション　　訪問看護

（文献 1 より引用改変）

十分把握し活かしていくこと，なじみの環境や対人関係を調整し，毎日のパターン化を図ることなどを家族へ伝えることが重要となる．

脳血管性認知症の場合，脳内のどこに障害が生じるかということによって感覚-運動系のアプローチも必要となる．身体機能の低下に伴う全身性（心肺機能など）の廃用症候群に留意し，ADL 維持に直接関係する筋力や関節可動域・体力の維持をはかることが重要となる．また転倒や怪我などに対する配慮や健康面などリスク管理などに対する援助も必要である．

3 重度の時期

この時期には，歩行の不安定さなど身体機能の低下が目立つようになり，遂行機能の低下していくために ADL の介助量も増加していく．車椅子を利用するなど行動範囲が狭くなり対人交流も減少していく．症状が進行していくと，昼夜逆転など生活のリズムの乱れなども著明になる場合も多い．

セラピストの役割は，食事，排泄など基本的な ADL を保障しながら，生活のリズムを維持していくことが基盤となる．毎日の生活リズムを保ちながら，覚醒レベルが高い時間帯に取り組める活動を通して快体験を提供することは意味がある．また，身体管理を意識し合併症予防の視点で関わることが重要である．このような視点を家族にも伝えていくことが重要となる．

家族は認知症の本人と認知症の状況を一緒に生活することになる．家族は認知症者の大いなる味方にも弊害になりうる存在なのである．家族の視点に立てば，何で私だけ認知症の人を介護しなければならないの，といった被害的な感情から，認知症になった方を支えていくことを自身の人生の中で何らかの意味を見いだすことができれば，前向きなものになっていくと思われる．家族の思いに寄り添いながら，対象者の変化に即応できる体制を作るには，各職種，事業所間の連携を通じた情報の共有化も必要である．

文 献

1）日本作業療法士協会：認知症の推移と各時期の作業療法の役割．認知症高齢者に対する作業療法の手引き（改訂版），59，2007

（香山明美）

4. 認知症者と家族の歴史を知る

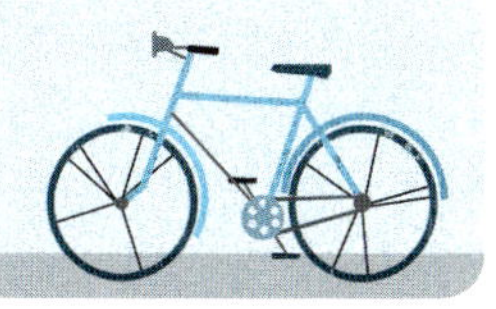

ある家族の歴史

小学校の教師である明子さんは 20 歳台後半で昭雄さんと結婚し，昭雄さんのお父さんである一夫さんとお母さんである和さんと同居した．明子さんは結婚後も仕事を継続した．結婚後，数年の間に 2 人の女の子が生まれたが，同じ教師である昭雄さんの理解と和さんの協力もあり，仕事を続けることができた．家事ばかりでなく，帰りの遅い明子さん代わり子供たちの面倒は和さんが見てくれていた．子供たちも和さんと一夫さんが大好きであった．

明子さんは，2 人の子供たちの面倒をみてもらうことに抵抗はあったが，家事をテキパキこなし家の中を仕切っている和さんの言うことを聞いていれば家庭円満なのだと，自分に言い聞かせ，家のことは和さんに任せ仕事中心の生活を続けてきた．明子さんは学校で責任ある立場になり，出張も多くなっていった．

和さんに変化が起こったのは，2 人の孫たちがそれぞれ大学を卒業し，遠隔地に就職をし家を出て 2 年後であった．昭雄さん，明子さんは相変わらず，仕事で帰りが遅い日が続いていた．

和さんは，2 人の孫たちがいなくなったことが寂しくて仕方なかった．和さんには，近所にお茶の飲み友達やゲートボール仲間との交流があり，孫たちが巣立った寂しさを友達によく話をしていた．

明子さんが，和さんの変化に気づいたのは，鍋が焦げていることが多くなったことだった．和さんは明子さんの前で時々，「鍋をかけたまま，長電話をして焦がしてしまったの」と明るく話をしながら鍋磨きをしていたが，徐々に焦がした鍋を隠すようになり，その話題になるとごまかすようになっていった．やがて，同じお菓子や食べ物が冷蔵庫や棚からいくつも出てくるようになり，和さんの友人からは，「最近物忘れが激しいのではないか，心配だ」と言われるようになった．

和さんは，一夫さんや昭雄さん，明子さんに心配をかけたくなかったので，何もなかったような態度をとり続けた．

心配した明子さんは昭雄さんに相談したが，昭雄さんは気丈で明るい和さんが「物忘れが酷い」ということ，「認知症になってしまったかもしれない」ということを受け入れることができなかった．焦がした鍋をみつけた昭雄さんは，母である和さんに「情けない，しっかりしろよ」と言葉をかけるようになった．一夫さんは，決まった時間に食事が出てこない，家事がこなせなくなってきたことで生活が困ってくると，和さんを怒るようになった．

和さんは昭雄さんや一夫さんに怒られるたびに元気がなくなり，やがて外出しなくなっり友人との交流もなくなっていった．料理や洗濯は明子さんが行うようになり，和さんは家事もしなくなってしまった．明るかった和さんの表情はなくなり，笑うことはなくなった．ある日，和さんは明子さんに向かって「私の年金，取ったでしょ．通帳返して！」と叫んだ．この言葉を聞いた明子さんは，とてもショックで『和さんは今までの和さんじゃない』と思った．『あんなに明るくて何でも任せてきたのに，私が和さんの気持ちをちゃんと聞いてあげなかったから，和さんを追い詰めてしまったのかもしれない』と自分のこれまの行動を責めたりもした．和さんは，何でも一人でしてしまう和さんに，内心「そこまでしてもらわなくても良いのだけど」と反発しながらも，もめ事にならないように，その場を避ける行動をとっていた．和さんと明子さんの会話は本当に少なかったのである．

明子さんは，和さんのことを市の包括支援センターに相談に行った．そこで，医療機関を紹介され受診することになった．明子さんは主治医や包括支援センターの介護支援専門員にこれまでの思いを語った．これまでの和さんとの生活や避けてきた 2 人の関係を振り返りながら，明子さんにとって，自信をなくし元気のなくなった和さんをみることが何よりつらく，元気で明るい和さんがいてくれたからこそ，自分が仕事に集中できたことも整理できた．

数年後には，和さんは明子さんを頼りにするようになり，明子さんが和さんのお母さんのような存在となった．明子さんは，和さんが自分がいないと不安が強くなる様子をみて，定年 2 年前に仕事を辞めて介護することに決めた．

仕事を辞めた明子さんは和さんの面倒をみながら，時には一緒に家族会の活動や認知症カフェに行くようになり，やがてそこで中核的な役割を果たすようになっていった．

和さんと明子さんには長い家族としての歴史がある．認知症の和さんのことを理解して，家族会や認知症カフェのリーダー的役割を果たしている明子さんにも，そこに至る歴史があることを理解する必要がある．

特に介護することが多い嫁と認知症になった姑の歴史，認知症になった親をなかなか受け入れることができない息子と認知症の親子の歴史等，家族にはそれぞれの歴史がある．われわれセラピストが出会っている認知症の人と介護する家族のあり様はその歴史の延長線上にあること，その後も歴史は継続していくことを理解し，長期的視点で支援していくことが求められる．

（香山明美）

第2章 認知症者の家族支援の意義

1. ICFの視点からみた家族支援の重要性

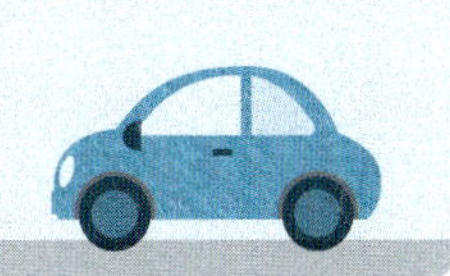

ここでは，国際生活機能分類（ICF）の視点に立ったリハ支援構造を図1[1]に示す．加えて，ICFのそれぞれの項目に認知症者の状況をアルツハイマー型認知症のAさんを紹介しながら整理してみる．

健康状態

疾病や体の変調のほかに，肥満や怪我，妊娠，ストレス状態などを含む．生活機能にさまざまな影響を与えるため，高齢もひとつの健康状態としてとらえている．

まつさん，83歳．アルツハイマー型認知症と診断された．

生活機能

生活機能は，「人が生きていくこと」を指す．生活機能が制限されているとき，人の

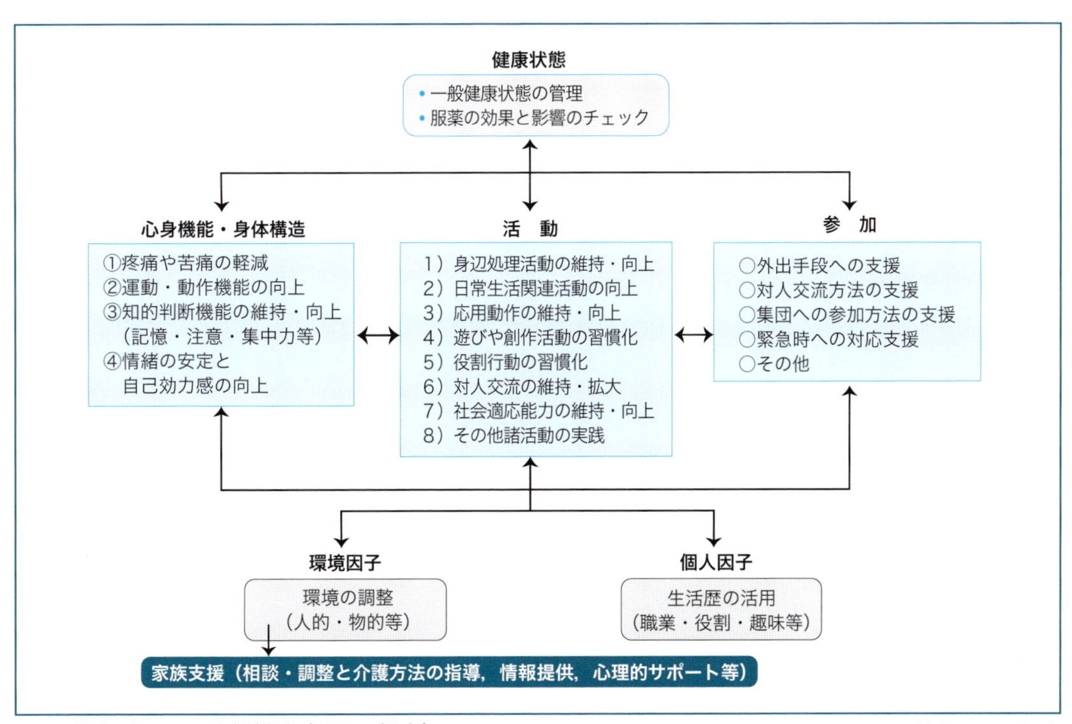

図1　認知症リハの支援構造（ICFの視点）　（文献1より引用）

生活にはなんらかの「障害」が伴っているということができる．

ICF では生活機能を構成している「心身機能・身体構造」と「活動と参加」に分けられている．

♦心身機能・身体構造

心身機能とは身体の生理的，心理的機能のことを指す．見ることや聞くこと，呼吸をすることや音声を発することなどの能力が含まれる．身体構造とは，身体のそれぞれの器官や，肢体とその構成部分などのことを指す．つまり，脳や呼吸器，骨や皮膚など，身体の各部分の位置や大きさなどが分類されている．

まつさんは記憶障害や実行機能障害，思考と判断力の障害がみられる．HDS-R：16 点である．

♦活動と参加

活動とは，生活上の目的をもった具体的な行動を指す．読むことや書くことに加え，コミュニケーションをとることや家庭生活を行うことなどが含まれる．

参加とは，家庭や社会などへの関わりのことを指す．働くことやスポーツをすること，地域の中で何か役割を果たすことなどが，参加の中に含まれる．例えば「調理」という活動に関して，それを現在の状況で実行しているかと，実行できる能力があるかは異なる場合がある．両者をそれぞれで評価し，その程度の差をはかることは，その後の活動へのヒントにもなることがある．

まつさんは最近，料理や掃除をはじめても途中で何をしようとしていたかわからくなったり，道に迷うことが多くなったりしたので外出する機会が減り，老人会にも参加しなくなった．

背景因子

人がどのような状態で生きているか，どのような障害を感じながら生きているか，を判断するためには，どうしてそのような状況になっているのかを的確に判断する必要がある．ICF では状況を作り出している要因を「環境因子」と「個人因子」に分けている．

♦環境因子

環境因子は，人の生活機能に影響を与える外的な要因である．たとえば，建物の設備，交通機関のバリアフリー状況などの物的な環境が例としてあげられる．それだけではなく，環境因子には家族や友達，世間の人の目などの人的な環境や，医療や保健などのサービスも制度的な環境として含まる．

まつさんも築 30 年の自宅には段差が多く，つまずくことが多くなった．長女と 2 人暮らし，認知症になった母が認められず，物忘れがひどくなった母に叱咤激励している．自宅が郊外にあり通院が難しい状況である．

♦個人因子

個人因子とは，その人に固有の特徴のことを指している．この個人因子に関しては，年齢や性別，民族などの基本的な特徴に加えて，社会的状況や人生体験なども，この個

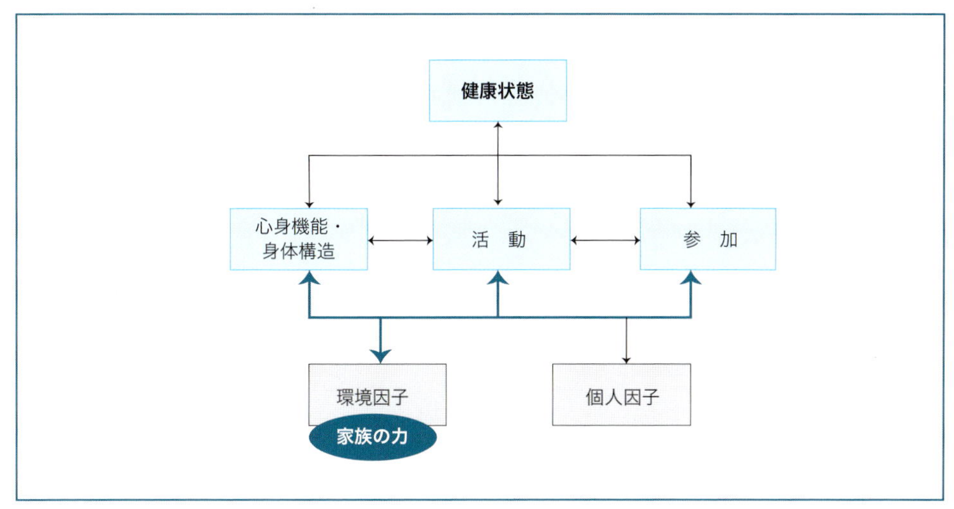

図 2　ICF の視点からみた家族支援の重要性

人因子として生活機能の分類に含めることができる．

重要なことは，環境や個人的な要因が，生活機能にマイナスの影響を与えるものとしてのみとらえられるべきではなく，プラスの影響も与えるものとして理解される必要がある．

まつさんは小学校の教師を 40 年務め，退職後は地区の役員をするなど多くの人との交流があった．また，書道教室を 80 歳まで続けてきており，常に人に教える立場であった．認知症の診断を受けてからも書道するときは，しっかりと筆を走らせている．

以上，まつさんを ICF の視点で整理してみた．ICF の基盤は心身機能・身体構造，活動と参加，環境因子，個人因子が相互に影響しあっているという視点である．ICF の視点からみた認知症者の状況を図 2 に示す．ここから，認知症における環境因子の重要性がみえてくる．環境因子が認知症の周辺症状に大きく関係していると言われている．環境因子のなかで重要な位置を占めるのが家族である．認知症者を支援していく場合，家族の関わり方はもちろん，家族と認知症者との関係性や家族自身の生き方が認知症の症状に密接に関連しているのである．

文 献

1）荻原喜茂：認知症に対する作業療法．作業療法 27(3): 216-230, 2008

（香山明美）

2. 家族機能をさまざまな視点から考える

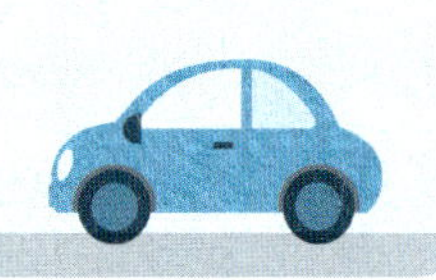

家族ということをさまざまな視点からとらえてみることで，多面的な家族の機能が見てくる．

セラピストがもっておくべき視点を，社会学的視点，家族システム理論，家族の感情表出の視点等を紹介しながら整理する．

1 社会学的にみた家族機能

野村が社会学的にみた家族機能を5つに整理しているものを紹介する[1]．

（1）性的機能

家族という単位は，結婚という制度により，性的秩序が維持する機能をもつ．子どもを産むことにより，社会の新しい成員を生み出す機能も付加される．

（2）社会化機能

家族は子どもを育て，社会に適応できる人間に教育するという個人を社会化する機能をもつ．

（3）経済機能

経済的には，共同生活の単位としての家族は生産と消費の単位としても機能する．

（4）情緒安定機能

家族がともに住む空間は，外部社会から一線を引いたプライベートな場として安らぎの場，憩いの場として機能する．

（5）福祉（保健医療）機能

家族は家族成員のうちで働くことができない病人や老人を扶養･援助する機能がある．

私たちセラピストは，対象者である認知症者だけをみて支援していこうとする傾向がある．しかし，対象者は家族の中で何らかの役割をもちながら，社会の中で生活を営んできた．対象者も含む家族は上記の家族機能をどのようなものであったのか，どのような特徴をもつ家族であったのか，という視点でとらえる必要がある．

2 現代社会における家族機能の低下

現代社会は少子・高齢化が進み家族はさまざまな困難な問題を抱えている．離婚や晩婚化，未婚の増加などである．晩婚化，少子化は後継世代や労働人口の減少といった経済的な課題にも影響を与えている．

家族機能という側面でみても，夫婦共働きが増加すること，女性の社会的な役割が大きくなること等により夫婦の役割に変化が生じてきている．そのような中で家庭内のコ

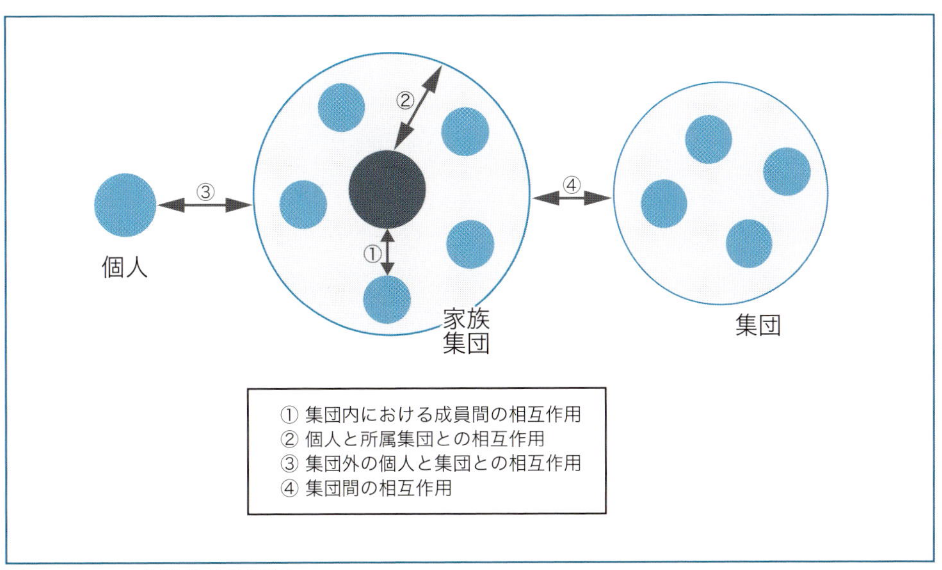

図1　システム論的家族理解

ミュニケーションが低下，養育や介護力の低下も引き起こしており，全般的な家族機能が低下してきているといわれている．

低下した家族機能を家族の問題というよりは社会的な課題として，さまざまな手立てで補っていく必要もある．

セラピストは何らかの理由で家族機能が低下してきていることを理解したうえで家族支援をしていく必要がある．

3 家族を理解するための理論

❶家族システム論的家族理解

家族システム理論は家族成員個々の安定や変化，成長を，本人をとりまく直接の環境としての家族との相互作用の文脈の中でとらえるというものである．加えて，家族のつながりはわたしたちをより広い社会にむすびつけるための土台にもなる．社会的な仕事や地域の役割の根源は家族のつながりにあるというものである．

われわれセラピストは，家族の中で成員同士が影響しあって成長・変化していくという視点と家族はその外側にある社会に大きく影響されているという視点をもちたい．その関係を図1に示す．

❷家族の感情表出（EE）の側面からみる

家族の感情表出（expressed emotion：EE）研究は統合失調症の家族研究から始まった[2)]．

その研究は家族の患者に対するコメントを調査し，批判的コメント（CC），肯定的言辞（PR），敵意（H），情緒的巻き込まれ（EOI），暖かみ（W）に分析し，患者の再発に影

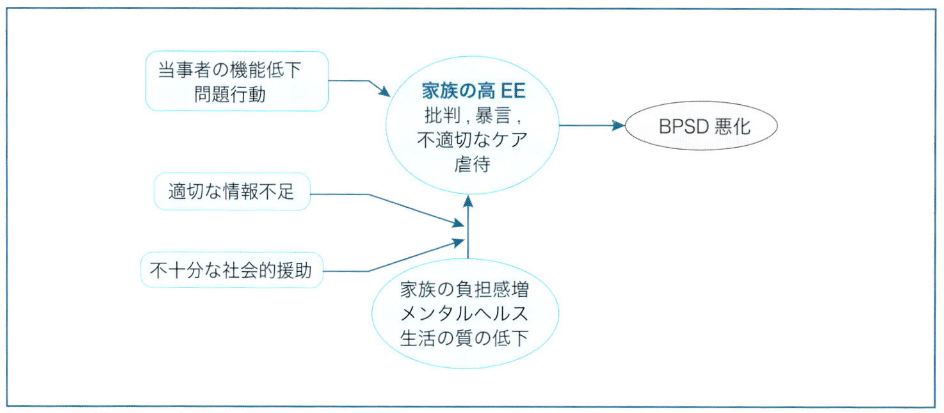

図 2　家族の EE と認知症の経過の関連　（文献 3 より引用改変）

響を与える群のコメント傾向を導きだした．その結果，統合失調症の EE（expressed emotion）研究からわかったことは，

① 家族の感情表出（EE）のうち，高 EE 群のほうが再発率が高い．

② 高 EE 群に限って，家族との少ない対面時間や向精神病薬の服用が再発を抑制する．

③ 再発に関与しているのは，批判・敵意・巻き込まれすぎの 3 項目であった．

さらに認知症での CC 分析[3]では，「同じことを何回も言う，しつこいいんだから！」など中核症状の記憶障害に関するものと，「そんなことあるわけないでしょ！」など妄想，暴力的言動，活動低下など周辺症状に関するものが多かった，という結果であった．家族の EE と認知症の経過の関連を図 2[3]に示す．

当事者の中核症状による機能低下や問題行動が家族の高 EE を引き出し，家族から批判や暴言，不適切なケアや時には虐待を受けることで本人の周辺症状が悪化していく．さらに適切な情報が不足したり，社会的な援助が不十分な場合には家族の負担感は増加し，家族のメンタルヘルスや生活の質は低下していく，といった悪循環が生じてしまう．

家族支援をする場合，以上のような経過も予測する必要がある．

文献

1）野村一夫：社会学感覚 15 現代家族論．ソキウス（Socius），http://socius.jp/?page_id=89 （2018 年 6 月 7 日閲覧）
2）上原　徹ほか：10. 感情表出．臨精医 44（増刊）：81-92，2015
3）三野善央ほか：認知症の家族心理教育―感情表出（EE）研究の立場から．現代のエスプリ 507：72-84, 2009

（香山明美）

3. 家族が望む生活

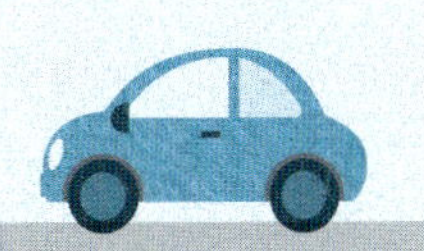

認知症者を介護する家族はどのようなことを望むのだろうか．認知症者にとって家族の影響は大きい．そのため，家族への心理教育や介護方法に関する指導は不可欠であり，どの時期に，どのような内容を実施するかについて専門職は注意を払なければならない．しかし，家庭環境は人によって異なる．近年は家庭環境も複雑化している．そのうえ，認知症者が望む生活と家族が望むそれとの乖離が大きく，調整が困難な事例が増加している．筆者もそのような経験をしており，なかには解決には至らなかった事例もある．それらを含めて紹介し解説を加えていく．事例はフィクションを若干加えて，個人が特定されないように配慮した．

1 尿失禁の対応を間違えていた子ども（家族が望む生活から離れていく事例）

シゲオさん（68 歳・男性）は，母親のトミさん（89 歳・アルツハイマー型認知症）と 2 人暮らしである．シゲオさんは妻と 10 年前に離婚しており，自宅でトミさんを介護している．トミさんは両膝が変形しており，移動は車椅子であった．シゲオさんの出張に合わせて，トミさんは月に 2 回程度施設のショートステイを利用している．彼女はショートステイ先で 1 時間に 6 回以上尿意を訴えていた．ショートステイ先の介護職員は彼女の尿意の訴えすべてに対応できない．そこでトミさんに紙パンツを履くように勧めると，彼女は激昂してしまう．看護師がトミさんの既往歴を調べたが，頻尿につながる疾患はなかった．筆者と生活相談員とでトミさんの頻尿の訴えにどのような背景があるのかについて注意深く調査をした．トミさんは尿を少しでも漏らしてしまうと，それに対応する職員に対して極度に怒りを向けていた．解決の糸口が見つからないままだった．

トミさんの忘れ物を届けるために自宅訪問をした生活相談員がある光景を発見した．トミさんは母屋の別棟に 1 人で暮らしていた．その別棟でトミさんは，下半身に何も履かせてもらえず放置されていたのだった．シゲオさんにその理由を尋ねると，「母親は尿失禁するから」と語った．

▶解　説

トミさんは日々，排尿の失敗に対してシゲオさんから叱責を受けていた．その不安感がショートステイ先で頻尿を訴える行動となっていたと考えられた．シゲオさんはこのような対応が悪いことと自覚しておらず，むしろ，本人のためと思っている．このように，家族による自覚のない虐待は散見される．家族は自らの行動が，望む生活から遠く離れていることに気づいていない．シゲオさんへの対応として，彼が自身でそれらを気づけるように，トミさんのショートステイ利用中に家族会への参加を促した．そこで，シゲオさんは相談する相手ができ，介護のアドバイスを受け入れることができるようになった．その後，シゲオさんの介護内容は改善した．

2 嫉妬妄想に悩んだ妻（本人と向き合う覚悟をもつ援助）

ユキオさん（66 歳・男性）は，妻ミホさん（60 歳）と 2 人暮らしである．ユキオさんは 2 年前にレビー小体型認知症と診断された．夜間は不眠が続き，昼間はウトウトする状態が続いていた．時折，「トイレで子どもが遊んでいる」と妻に語っていた（幻視）．ユキオさんの幻視の頻度は増え，ミホさんが朝食のトーストにイチゴジャムを塗って出すと，「ゴミを俺に食べさせるつもりか！」と怒るようになった．ミホさんは仕事と介護の両立に疲れを感じ，デイサービスの利用を申し込んだのだった．

ユキオさんは，デイサービスには渋々通っていた．利用から数週間した頃，ミホさんへの嫉妬妄想が出現するようになった．ユキオさんがデイサービスから自宅に戻ってもミホさんはまだ帰宅していない．その後，1 時間ほどするとミホさんが帰宅をする．あるとき，ミホさんに向かって，「外で男と会っているのはわかっている．そいつを連れてこい！」と拳を振り上げながら怒鳴った．この嫉妬妄想は毎日夕方に出現し，ユキオさんはガラスから覗き見る浮気相手（幻視）に向けて身の回りにあるものを投げるようになった．

デイサービスの担当者は，ユキオさんの帰宅時間をミホさんの後にした．ミホさんがユキオさんを迎え入れられるように調整をした．この対応後，ユキオさんはデイサービスから戻ってもミホさんが自宅にいるため，嫉妬妄想は減った．しかし，朝食やトイレで幻視が見える頻度は減らなかった．

▶解　説

ユキオさんの幻視にミホさんは振り回され，恐怖さえ感じていた．ミホさんのユキオさんに対する態度はいつもおどおどしており，距離をとっている様子が伝わっていた．ユキオさん自身も，言語化できず本来抱いている気持ちが幻視となって表出しているように感じられた．そのため，筆者はミホさんに対して，ユキオさんの幻視の向き合い方について解説と意見交換をする時間を設けた．解説の例として，「朝食のトーストに塗るイチゴジャムは，その種子が点々とあるため彼にとってゴミに見えたのかもしれない」というように具体的に提示をした．このようにユキオさんの幻視やそれに伴う言動に対して，ミホさんが恐怖感を抱かないための接し方について何度も話し合いを重ねた．この時間はユキオさんのデイサービス利用日に設定した．筆者の提案は，幻視に対してそれが消えてしまう「おまじない」などの工夫を夫婦で探すように勧めた．つまり，直接的な言葉ではないが，ミホさんが幻視に対して向かい合うきっかけをつくった．その後，しばらくしてミホさんは「夫と幻視が逃げていくおまじないを夫婦で作り出した」と，報告してくれた．

このケースでは，認知症の症状に対して家族（ミホさん）が怖さを感じていた．症状に対する恐怖のために，夫の心の叫びを察知できない状況であった．筆者は認知症者の気持ちを代弁しつつ，家族が理解できそうなときに，自らが学び行動する機会を作ったのだった．

3 社会的に孤立している子ども（突然介護を任される子ども世代）

ミツオさん（43 歳，男性）は数ヵ月前から認知症の両親（父 78 歳，母 80 歳）と一軒家で生活をしている．母は 60 歳代の頃には民生委員を務めていた．父は公務員で厳格な人であった．認知症状は，2 年前に父から，次いで母にみられるようになった．ミツオさんには遠方に在住の姉がおり，姉は 1 年に 2 回ほど帰省していた．このような家族構成であるため，本来ならば主介護者はミツオさんになる．しかし，ミツオさんは介護はできないと部屋に閉じこもっている．

現在も地域包括支援センター職員によるサポートがなされている．支援開始から現在までの経緯について紹介する．

ミツオさんは高校を中退して一度も定職に就かず，両親と同居を続けていた．生活費はアルバイトや親からの小遣いであった．ミツオさんは生活に必要な事柄はすべて親をあてにしていたため，公的保険制度などについて全く知らなかった．

このミツオさん一家の異変に気づいたのは，隣の住民であった．初期の頃は家のカーテンが開かない程度だったので，隣の住民はそこまで気にとめていなかった．しかし，それから数ヵ月すると，ゴミが玄関の外にまであふれ，カラスが集まるようになった．その状況を隣人が行政に通報してくれたのだった．

ミツオさん宅を地域包括支援センターの職員（以下，センター職員）が訪問すると，ゴミのため玄関のドアが開かなった．そのため，窓越しにミツオさんから家の中の状態を尋ねることから始めた．センター職員が聞き取った内容は以下のとおりだった．ミツオさんは父親が認知症を発症しているのは知っていた．しかし，母親は父を介護をするうちに寝込むようになっただけだと思っていた．母親が次第に食事を作らなくなり，風呂にも入ろうとしなくなった．そのため，ミツオさんがコンビニでインスタント食品を買い込み，両親に食べさせていたのだと語った．両親は同じ部屋で寝ているようだった．

検討の結果，初期集中支援チーム（以下，支援チーム）による支援を実施することになった．支援チームの介入によって，両親はデイサービスやショートステイを利用するようになった．ミツオさんへの支援には，初期から対応に当たっているセンター職員が担当している．

▶解　説

ミツオさんは頼っていた両親が何もできなくなり，それを受け入れることができなかった．いつの間にか，両親から頼られる存在になっている現在が信じられなかった．

いつも笑顔でいてくれた母親が，寝てばかりで何もしないために大声で叱っていた．高校中退の理由はいじめであり，それが原因で定職にも就けなかった．コンビニで食事を買う日を続けていたら，いつか母親もよくなるだろうと思っていた．そのため，隣近所に助けを求める考えは頭に浮かびもしなかった．

ミツオさんは両親が認知症だと知ってから，部屋に閉じこもるようになった．その理由は，「親を介護することなんてできない」と語るのだった．ミツオさんの支援は心情を聞き取ることから始まっている．

4 妻の異常行動を自分のせいと思い込む夫（互いに支えあってきた関係の崩壊）

トモキさん（77歳・男性）は，妻（74歳）と，築50年ほどの古いアパートの1階で生活している．妻は30年前から神経症と診断を受け，精神科病院に通院していた．トモキさんは2年前から脳出血後の軽い左半身麻痺があり，外出頻度が減っていた．そのため，妻の通院同伴が体力的にきつくなり，次第に病院から遠のくようになっていた．

妻は1年前ほどから同じ食品をいくつも買い込んでいたり，ゴミを出す曜日を間違えるようになったりした．その頃から，窓から見える通行人に言いがかりをつけるようになった．そのうち，隣の住人の笑い声がうるさいと（実際はうるさくない），イライラするようになった．ついに，妻は窓から隣人に文句を言うようにもなった．その度に，トモキさんは近所の人に謝ってまわった．トモキさんは妻をたしなめようとしたが，反対に激怒され叩かれるようになった．妻の変貌は自分のせいだと思い込んでいるトモキさんは1日中寝込むようになった．妻の奇行はますますエスカレートし，夜中も窓を開けて奇声を発するようになった．この状況を見かねた大家が行政に相談した結果，地域包括支援センターの介入に至った．

▶解　説

妻は精神科領域の既往歴があった．今までは夫婦で通院や服薬などで自宅療養ができていた．妻も自身で病気の管理ができていた．しかし，認知症を発症した頃から，薬の管理ができなくなった．そして，認知症の進行とともに精神疾患も顔を出すようになったのだろう．このように，なんとか地域生活ができていた人が認知症をきっかけに生活が壊れていく．

この事例の場合，夫婦ともに医療保険や介護保険のサービスを受けられるように調整し，生活を整える支援から始まった．特にトモキさんは，精神的にも身体的にも疲弊していた．身体的には左片麻痺に伴うリハビリテーション（以下，リハビリ）を受ける必要があった．通所リハビリで担当する作業療法士（以下，OT）が精神的なサポートも同時に進めた．

OTはリハビリの時間以外にトモキさんの話に耳を傾けた．トモキさんは麻痺があるからと，家族会や近所の認知症カフェ（以下，カフェ）に出かけることを躊躇していた．

OT は近所のカフェに通うのもリハビリになると説明し，その開催日に合わせてトモキさんを同伴した．それを契機にトモキさんは少しずつカフェや家族会に参加している．

まとめ

４事例を家族支援の視点で紹介した．社会の変化とともに，家庭環境も大きく変容している．介護は女性で妻や嫁がするものという概念は崩れ，紹介事例でも夫や息子が介護者であった．子ども世代では親が介護を受ける現実を受け入れられず，心理的に抵抗を感じている事例もあった．

家族が望む生活とはどのようなことであろうか．家族や社会の多様性が進むなか，家族が望む本当の生活を当事者が気づけない事態であることが課題である．このような課題に対する支援のポイントには，家族への指導や教育といった一方向のそれでは効果は期待できない．支援の本質は，家族の話を傾聴し，共感する．彼らが本当に求めていることや必要な行動がそこから見えてくると考えられる

（谷川良博）

4. 認知症者と家族が活き活きと生きるために

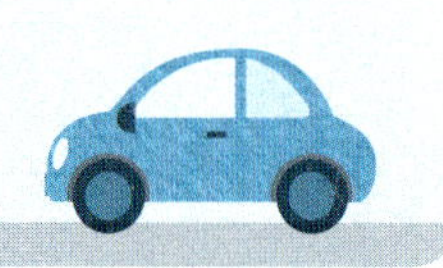

1 高齢者の生きがい

認知症者（本人）とその家族が活き活きと生きることを，まず人の発達の過程における心理的課題（葛藤）とそれぞれの時期に経験し克服するものから捉えてみる．エリクソンが年齢に応じた心理的葛藤を発達段階として示して以降，さなざまな高齢者の心理的課題が示唆されたが，それらを要約すると表1のようになる．

概ね65歳以上の高齢者を成熟期と呼び，自分の人生で，やり残してきたものは何かを振り返り，私がしてきたことは「このような人生で良かったのか」という問いかけをしながら，自己の統合が課題となる時期である．したがって，高齢者が活き活きと生きていくためには,「今の私で良かった」と自己を肯定できるような日々を送ることや,「このような支援をしてもらえて嬉しい」と感じてもらえるような介護環境を整備することが重要といえる．この自己肯定感を保ち，環境を整えることが個人としての尊厳を敬い高齢者の「統合」を助ける．逆に，本人の尊厳を奪うような周囲の接し方は，これまでの人生を失望へと導き，統合を大きく妨げることになる．たとえ，認知症がどれだけ進行して介護が必要になろうとも，この，本人が自己を肯定でき統合しやすい環境を整えることが，高齢者の活き活きと暮らす日々，つまり生きがいにつながる．

2 家族の生活のしづらさとは

介護をしている家族（以下, 介護家族）の生活のしづらさを「認知症の人と家族の会（以下，家族の会)」が調査した報告書[1)]によれば，平凡な日々を暮らしていたある日，身内が認知症になって急に（あるいは徐々に）介護が常にある生活に変わり，さまざまな生活のしづらさを感じていることがわかった（表2)．

この調査を要約すると，介護家族の生活のしづらさは，大きく7つの苦悩に分類された．

①認知症の進行に伴い，意思疎通がうまくいかなくなることによる苦悩
②介護量が増えることにより，本人の世話の時間が増え睡眠不足など生活のペースが崩れていくことへの苦悩
③懸命に介護をしていても症状が安定しなかったり，本人が不機嫌となって不満をぶつけられたりすることによる情けなさや自己嫌悪
④家族の認知症を気軽に伝えられないことから，周囲の人や近所で頼れる人が見つからないことによる孤独感や孤立感
⑤外出するときのバスやタクシーの利用時や，外出先での店員などから，認知症の人へ

表 1　発達過程からみた高齢者の心理的課題〜主にエリクソンの心理社会的発達段階より〜

時期（参考年齢）	主な関係性	心理的課題・疑問（葛藤）	経験して克服すること（主な例）
青年（11〜19 歳）	仲間，ロールモデル	私は誰か？どのような私でいればよいのか？（自己同一性）	社会的関係，その中での私らしさ
初期成年期（20〜39 歳）	友人，パートナー	私は愛すること，愛されることができるか？（親密性）	恋愛関係，新しい家族関係
成年期（40〜64 歳）	家族，同僚	私は自分の人生や他者をあてにできるか？（継続性）	仕事関係，親（次世代育成）としての立場
成熟期（65 歳以上）	人間，宗教 人生，社会	私はこのような私でよかったのか？（統合 vs 失望）	人生の振り返り，やり残してきたものの整理

表 2　介護をする家族の生活のしづらさとは

項目	(%)
ストレスや疲労感が増した	76.7 (%)
自由に使える時間がなくなった	51.7
時間のやりくりが難しくなった	45.2
家事時間が増加した	44.2
睡眠時間が減った	42.9
支出が増えた	39.0
体調が悪くなった	33.9
仕事を退職したり転職した	25.9
収入が減った	23.9
親族との関係がうまくいかなくなった	18.1
家族の関係がうまくいかなくなった	17.4
家族と認知症の人本人との関係が悪くなった	16.0 (%)
自分の状況を理解してくれる人がいない	13.3
気軽に相談できる相手がいない	11.8
話や愚痴を聞いてもらえる人がいない	10.6
周りの人の態度が変わった	9.7
ご近所との関係がうまくいかなくなった	7.5
仕事がうまくいかなくなった	6.3
子どものことに手がまわらない	5.9
家族の結束が弱くなった	3.1
その他	7.0

配慮のない発言や対応を受けることによる憤りや落ち込み

⑥一般病院の窓口や専門知識のある職員からの心無い一言，ぞんざいな扱いに対する対応への悔しさ

⑦介護者である家族の介護時間増加に伴い，就労時間が制約され職場を変えたり，仕事を辞めたりすることによって経済的苦しさや不安が募ること

以上が家族の苦悩とされる．ただし，この 7 つの内，いくつかの苦悩ですむこともあれば，7 つすべての苦悩を抱えることもある．身近な支援者となるべきセラピストにはこれら家族の苦悩の有無とその原因を評価して，適切な支援を行ったり，適切な資源につなげたりすることが必要となる．

この苦悩のなかにあっても希望をもって日々の生活を送るために，家族は求めているものがある．同調査によりこの求めていることも 7 つに大別されている．

①認知症という病とその対処方法について具体的な知識や情報を得る場があること

②デイケア・ショートケアが質と数ともに充実し，日中のケアを専門職に委ねられる場所や時間の選択肢が増えていくこと

③介護保険ではその対象とならない介護家族自身の体調など，健康全般についての直接支援を受けられること
④同じ悩みをもつ家族同士が，同じ立場で苦悩を語り合えるような場があること
⑤友人や近所づきあいのなかでも，外出の途中でも，認知症に関する誤った差別や偏見に触れないように専門職や市民らによる啓蒙活動
⑥現在提供できる介護サービスのさらなる質の向上，特に本人と接するときの尊厳を大切にする丁寧な対応
⑦家族をもっと健康面でも経済面でもしっかりと支えられる制度的経済支援
の７つである．

これらは，求めているものの①番が，苦悩の①番に対応するというものではない．セラピストが苦悩のどれか１つを解決しようとしても，家族が求めているものの複数あるいはすべてが整わない限り，苦悩が安心や安らぎに変わることはない．同報告書では，資源さえ整えば前向きな介護生活を送ることができると示したうえで，次のようにくくられている．「介護する家族は決してつらさを抱えているだけではない．本人が穏やかで体調の良いときや，本人との笑顔の時間があると，どんなに苦しいなかでも，気が休まり介護をして良かったと思える．また介護の結果が良く出るときも家族は嬉しい．義務で始めた介護であっても，これまでのつらい関係性を乗り越えたり，家族としての絆を実感したりすることで，良かったと思える．介護という経験を通じて自分自身の成長を実感したり，本人から学ぶ機会ととらえたり，自分の生き様や人生の肥やしとして捉えられる．介護して得られる喜びがある．このように，たとえつらく苦しいなかでも，関わり続けることを支えているのは，家族だからという使命感や義務だけで説明しきれるものではない．本人と関わるなかで得られる充足感をもてることが重要で，家族がそのような充足感をもてることは，その後の人生を豊かにすることにつながる」と．

3 介護家族に光が見つかるように

認知症の人を支える家族の介護を伴う生活はどのように経過してきたか．これまでの内容を整理すると，家族に認知症の症状が現れるところから，悪戦苦闘の独学による介護が始まるが，なかなかうまくいかない．自分を責め，疲労困憊して受診する．やっとの思いで診察を受けると，病状は進行しているため，通院では成果が芳しくなく入院に至る．この入院までの苦労や入院後の状態を周囲から聞くとまた，新たな認知症の人が家族に生じたときに，気軽に相談したいとは思えない．したがって，相談できず孤軍奮闘するという連鎖は次の世代にも継承されてしまう．これを解決するには，症状が進行し診断が確定してからの対応しかない現状では不十分であり，症状が見え隠れしはじめた段階から，周囲に少しも恥じることなく隠すことなく早期から相談できる社会作りが不可欠である．

もしも，居住地域の環境が変わり，社会資源が充実し，病の気づきの時期から介護初

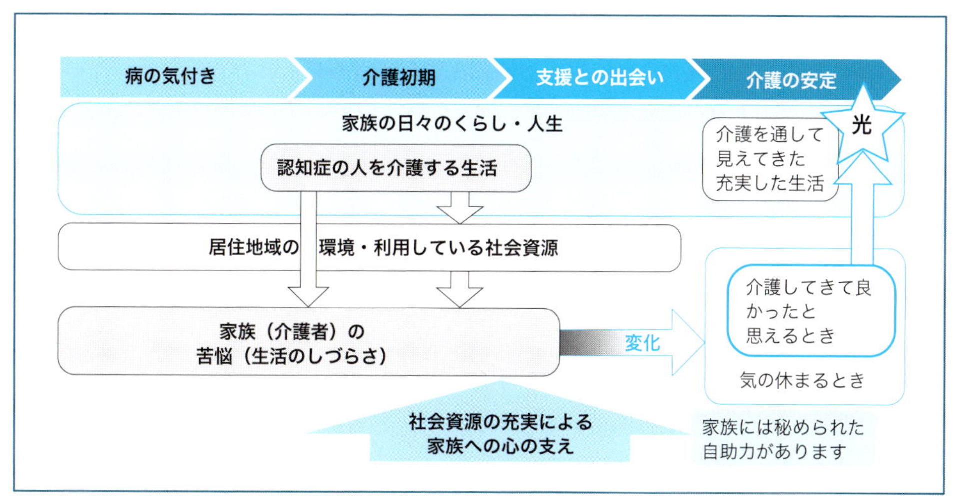

図 1　家族の介護生活のしづらさとそこから見えた光

期にかけて適切な家族の心の支えがあるなら，家族の苦悩は変化する．次第にわずかずつではあるが気の休まる時間ができ，心のゆとりがあるなかでの介護生活に少しでも「介護してきて良かった」と思える瞬間が生まれる．それらが統合され，自分たち家族の人生と生活を肯定できていくとき，介護をして見えてきた希望の光が充実した生活を作り，時折，入院入所などの施設サービスは利用しながらも介護は安定していく（図 1）．

セラピストとして，最も信じなければならない点は，どんな介護をしている家族にも強みとして「自助力」があるという点である．自助力とは，自分を自身で助ける力であるが，介護を認知症中等度まで自力で行い，疲労困憊して医療機関や介護事業所に相談にきた家族からは，その力を感じられない場合も多い．だが，社会資源による支援が届けられているときには，それまでにみられなかったような家族の力が発揮されることがあることも事実である．介護してきた家族には力がないのではなく，長期にわたり孤軍奮闘してエネルギーを奪われている状態にあると受け止めるところから始めることが，家族の苦悩の理解であり，生活の中に希望の光を見つける過程の第一歩である．

そして早期に出会えたセラピストは，初期認知症の人や家族が「これまでの人生を肯定」し「自身の統合」を目標とすることと，実際の生活のしづらさを軽減することとが，乖離しないよう注意が必要である．つまり，介護負担を軽減しようと急ぎすぎたり，介護のすべてを専門職が担いすぎたりすると，介護負担は軽減されたとしても，本人や家族の統合を妨げる場合がある．例えば「やはり自分ではダメだったんだ」「もっと早くから専門職に任せればよかった，自分が看てきたせいで状況をこのように悪くしてしまった」と思わせてしまう専門職の支援は，介護負担は軽減されても，介護家族の統合や希望を見つける妨げとなってしまう．

認知症者本人と家族が活き活きと生活できるための絶妙な支援とは，「もっと早くに任せればよかった」と自分を責めすぎることなく，「自分もここまでしっかりとがんばってきた，良い時期に良い支援が受けられたので，もっと在宅でも何か工夫ができそうだ！」と介護の日々に期待と希望を膨らませることのできる支援だといえる．

家族の会の前代表理事 高見国生氏は，2012 年 10 月の認知症医療介護推進会議で次のように発言している．「病を見て人を見る，人を見て家族を見る，家族を見て社会を見る，そんな医師が町中にあふれてほしい」と．この医師を「セラピスト」に置き換え，地域作りに資するセラピストが町中にあふれるようになったとき，本人・家族ともに活き活きと生活できるようになる．

引用文献

1）家族支援のあり方調査研究委員会：認知症の介護家族が求める家族支援のあり方研究事業報告書～介護家族の立場から見た家族支援のあり方に関するアンケート～．26-31，2012．http://alzheimer.or.jp/largefile_for_wp/2011kazokushien_houkoku.pdf（2018 年 5 月 9 日閲覧）

参考文献

- 高見国生：ぼけ老人と家族―女の負担 男の出番―．ふたば書房，京都，1994
- 高齢者介護研究会：2015 年の高齢者介護～高齢者の尊厳を支えるケアの確立に向けて～，厚生労働省，2003，http://www.mhlw.go.jp/topics/kaigo/kentou/15kourei/index.html （2018 年 5 月 11 日閲覧）
- 今後の精神保健医療福祉のあり方等に関する検討会：精神保健医療福祉の更なる改革に向けて．厚生労働省，2009，http://www.mhlw.go.jp/shingi/2009/09/dl/s0924-2a.pdf （2018 年 5 月 11 日閲覧）
- 苅山和生：「新オレンジプラン」のここに注目．日本作業療法士協会誌 35(2): 14-16，2015

（苅山和生）

第3章 認知症者の家族支援のありかた

1. 家族支援とは何か

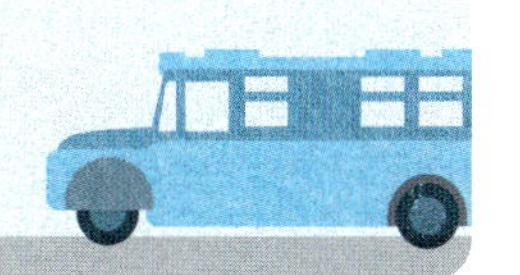

認知症者の家族は，多くの場合，受診や入院という選択をするまでに，物忘れがひどくなってきたけど話はできるし，病気ではない，家族の対応で何とか変わるのではないかと思ったり，家族の中で本人の症状や状態をなんとかしようと必死で過ごした時期があるはずである．専門家に相談しようと思い，医療機関にたどりつく頃には，本人・家族とも混乱し疲弊しているということになる．まして，暴言や妄想といった行動により精神科受診を余儀なくされると，精神科の医療機関に対する抵抗があることも多い．

家族支援は疾病教育ばかりでなく，それまでの生活で受けた家族の傷を癒す作業が最も重要なことだといえる．家族状況は経過とともに変化するので，入院した場合は入院時，急性期，退院時と分けられ，その時期ごとに家族支援のあり方が違ってくる．家族支援においてまず大切なことは，疲弊混乱への対応と疾病理解と情報提供により先の見通しがもてるようになることである．

病気や障害をもった対象者ばかりでなく，対象者を支える家族の支援が重要であることは，これまで多くの方が述べてきている．また，近年の取り組みとして注目されている欧米諸国に学ぶ認知症初期集中支援チームの支援の中でも家族支援は大きな位置を占めている．わが国は欧米諸国と比較して同居率の高い特徴があり，家族支援には独自の課題があると思われる．

1 家族支援の意義

家族支援の意義は，対象者の支援者としての機能を高めていくことと，家族自身の課題解決や QOL を高めることの大きく 2 つに分けられる．これら 2 つは，一概に分けることができない側面もあり．家族自身の QOL が高くなることで，支援者としての機能も高くなるといった，循環があることは言うまでもない．本稿では，これらの視点を家族の状況とニーズを踏まえて整理し，セラピストができる家族支援のあり方を示す．

家族の状況に沿った支援を早期から実施するために家族が望む支援は，いつでも相談できる人や機関の存在である．家族が一人ではないと感じる支援がどの時期にも提供できる仕組み作りが重要であるのは言うまでもないが，日常の支援の中で今できることも多いと思われる．日々の臨床の中で心がけたい基本的な考えを示す．

❶対象者本人ばかりでなく家族も含めたケアプランの作成

ケースカンファレンスやケア会議は本人や家族を支援するスタッフが一同に会し，目標設定や役割分担を行う．そこに，家族も入って今までの本人への関わりを確認し，家族の思いを聞き，家族の希望を語ってもらうことは重要なことである．この体験は，「これだけの方々に応援してもらえると知って安心した」と家族や本人の安心体験となることが多い．本人と家族の歴史を知ったり，感情的にうまくいっていない家族にとって，チームの中でその事実を確認し，こじれた感情を修復していく作業も可能となる場合もある．家族の思いを傾聴し，家族の抱えてきた大変さを共感することにより，家族が前向きな姿勢になる基盤を作る意義は大きい．

必要であれば，家族支援をケアプランに具体的に明確にしていくことで，家族の心理的な負担感を軽減していくことにつながる場合もある．

一般社団法人日本作業療法士協会では平成23年，25～26年の3年間に渡り，認知症に関する調査研究[1,2]を実施した．その研究の中で，本人のこれまでの人生や生き方を尊重した，最大限に力が発揮できる場の設定とともに家族支援の重要性について確認することができた．具体的には家族を含めたケアプラン作成が重要であることを再認識できた．

❷支援者は希望を伝え続ける

多くの家族は，認知症に罹ってしまったことや入院してしまったこと，いつどのように回復するのかわからない，など希望が持てない状況にある．病気であることを伝え，周辺症状は必ず軽減していくことを伝えることが重要である．多職種が連携しながら，さまざまな場面を通して絶望的な状況にある家族の思いを表出する場を提供し，家族が希望を見出す作業を同伴していき，前向きな生活の仕方を一緒に考えていける継続的な支援が必要となる．支援者は，家族に対して常に前向きで，対象者や家族の可能性を信じ，希望を伝え続ける役割がある．

2 具体的な家族支援のあり方[3～6]

家族支援は一セラピストだけでできるものではないことは自明のことであり，支援の基本は多職種連携である．多職種が連携を組むことでより質の高い支援が提供できる．

家族支援は，いつでも相談できる機能，正しい知識の提供（疾病教育），心理的負担感の軽減等になる．この支援を早期から提供していく体制が必要となる．作業療法では，対象者の支援を通して実感した，対象者の特徴を家族と話し合いながら，家族も対象者もともに，より楽に生活できることを考えていく視点を提供しいく．また，家族支援において大切なことは，疲弊混乱への対応と疾病理解と先の見通しが持てるようになることである．家族支援のポイントを以下にまとめる．

❶相談による対応

家族が認知症者をを抱え誰にも相談できず．結果として一人で抱え，心身ともに疲労困憊している場合が多い．いつでも相談できる体制の整備が望まれる．また，一時的な入院や利用できるサービスを紹介しながら，負担を軽減していく必要がある．その中で，家族が休息やリフレッシュできる時間を確保していける支援をしていく．

❷訪問による対応

必要であれば，家などに訪問しながら，生活の場での直接的な支援をしていく．その際セラピストは多職種訪問チームの一職種として，本人，家族の生活上でのアセスメント行い，それぞれの思いを尊重しながら具体的な支援をしていく．

時には，チームで訪問し，1 人の支援者が対象者と外出し，もう 1 人の支援者が家族の話を聞いたり，対応法を一緒に考えたりする支援が有効な場合もある．本人と家族とセラピストの三者が同席しながら，本人と家族のコミュニケーションを促進させることも可能となる．

❸定期的な面接による対応

混乱や心理的な疲弊が大きく，家族がうつ状態等心理的ダメージが大きい場合は，家族への積極的な介入が必要となる．心理士等による定期的な家族カウンセリングやセラピストによる継続的な直接的な介入を実施していける体制を作っていく必要がある．

❹家族教室などによる疾病教育

認知症について，治療やリハビリテーション等について，正しい知識を提供することが重要である．また，認知症に対する偏見や誤解は，本人や家族にも多くあり，この誤解を解いていく作業も重要となる．そのためには，胃潰瘍や糖尿病などと同じ病気であること，病気の原因と考えられていること，治療について，経過について等，わかりやすく家族に伝える必要がある．多くの場合，この作業は主治医が行うが，セラピストが家族へ補う説明をする場合もある．初期のていねいな説明や対応が，その後の治療の協力へとつながるので大切に対応していきたい．

文 献

1）日本作業療法士協会：平成 23 年度老人保健健康増進等事業「若年性認知症の方に対する効果的な支援に関する調査研究」報告書，http://www.jaot.or.jp/science/h23rokenjigyo-ninchisyo.html（2018 年 5 月 18 日閲覧）
2）日本作業療法士協会：平成 25 年度老人保健健康増進等事業「認知症初期集中支援チームにおける早期対応につながる作業療法士の役割の明示とサービス構築に向けた調査研究」報告書，http://www.jaot.or.jp/science/h25rokenjigyo-ninchisyo.html（2018 年 5 月 18 日閲覧）
3）日本作業療法士協会：平成 26 年度老人保健健康増進等事業「初期認知症および軽度認知障害の人とその家族に対する効果的な作業療法士の支援構築に向けた調査研究事業」報告書，http://www.jaot.or.jp/science/h26rokenjigyo-ninchisyo.html（2018 年 5 月 18 日閲覧）
4）香山明美：家族面接のコツ．作業療法の面接技術，香山明美ほか編，三輪書店，東京，111-117，2009
5）香山明美：急性期における家族支援．生活を支援する 精神障害作業療法，香山明美ほか編，医歯薬出版，東京，108-110，2007
6）香山明美：認知症の家族支援—認知症の方を抱える家族の負担感軽減のために作業療法士ができることは何か．OT ジャーナル 40：127-132，2006

（香山明美）

2. 家族面接の実際

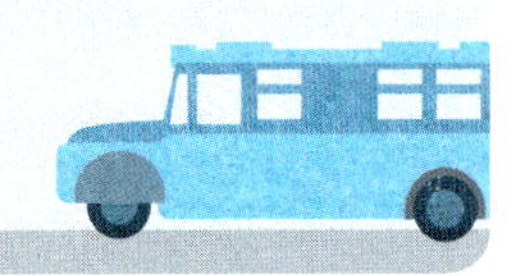

1 アセスメントとしての面接（家族の力を理解する）

認知症者のアナムネーゼという意味ではなく，家族のこれまでの思いや希望について時間をかけて聞き，家族が対象者にとってどれだけの協力体制を組める力があるか，家族自身にどのような支援をしたら良いのかをアセスメントする．そのための面接をしっかり行い，アセスメントに基づき家族向けの支援計画を立てる必要がある．その計画に沿って，定期的な面接をしたり，情報提供し適切なサービスにつなげたり，家族教室への参加を促していく等，具体的な支援をしていくのである．

まず，家族の状況を理解するところから始まる．家族アセスメントの項目を表1に示す．具体的な導入面接の質問の例を以下に示す．

……………………………………………………

セラピスト（以下 Th）：はなさんの様子をお聞きし，これからどのように応援していけるか考えていきたいと思います．よろしくお願い致します．まず，ご家族の構成を聞かせてください．

嫁：（はなさんの）長男，嫁の私と本人の3人暮らしです．

（長男以外の子供や本人の兄弟等について聞く）

Th：はなさんの旦那さんは，どうされたのですか？

嫁：義父は，5年前に脳梗塞で倒れ，老人ホームに入居しています．

Th：そうでうすか．本日は，はなさんが調子を崩してきた経過をお聞かせください．

嫁：5年ほど前から物忘れが多くなってきました．昨日と同じものを買ってきたり，おかしいな，と思うことがいっぱいありました．夫に相談しても，「年を取ればそんなもんじゃないか」と言われ，私の心配は伝わりませんでした．お客さんがくるとシャンとして普通に話したり，まだ何とか生活ができていたのです．でも，ご飯を食べていないとか，夜中に起きてウロウロするようになったり，だんだん生活で困ることが多くなってきました．夫には伝われないって言うか，たぶん，受け入れられないんだと思いますが，そういうこともあり，誰に相談したら良いかわかりませんでした．夫の了解がなければ外の人に相談もできませんし．「お財布がない，あなたがとったんでしょう！」と言われたときには驚き，何で一生懸命面倒見ている私を疑うのかと思って，おばあちゃんを怒ってしまいました．そしたら，おばあちゃんが外に一人で出かけて行き，なかなか帰って来ないんです．夜になって警察に届けを出して，探していただきました．ようやく見つかりそのまま，ここに入院させていただきました．私の言い方が悪かったんです．…私一人で本当にどうしたら良いのか…（涙…涙…）

表1　家族面接項目

1．家族状況（家族構成，関係）
2．家族の疲弊状況
3．家族の病気に対する理解度
4．家族はどのように対処してきたか
5．家族の本人に対する思い・希望
6．家族がサービスに何を期待している
7．家族の支え手としての力
8．家族を支える機関・人

Th：そうですか．それではお嫁さんお一人で対応されてきたので大変でしたね．

嫁：迷うことが多かったです．おかしいと思いながらも，本来気の強い，何でも自分で決めてやってきた人でしたら，下手にできなかったことや少し前に同じことを言っていたと言うと怒るので，本当に大変でした．

Th：そうですか．対応にも困られていたのですね．本当に大変でしたね．はなさんが入院されたことで，はなさんとご家族にゆっくり休んでいただきたいと思います．少し，ゆっくりできたから，これから，はなさんにどうのような生活を送ってほしいか，希望等を聞かせていただきたいと思っていますが，今の時点での思いがあればお聞かせください．

嫁：とにかく義母に付き合って生活するのは大変でしたから，ゆっくり休みたいです．

Th：そうですか．それは，ゆっくり休んでいただきながら，認知症について知ったり，利用できるサービスを紹介する家族教室がありますので，そこにも参加してみてください．

……………………………………………………

というように，聞きたいポイントをおさえながら，家族が話をしていく道筋に沿って，家族の思いに傾聴していく姿勢をとり続けることが必要である．家族面接や本人面接，多職種からの客観的な情報をもとに家族アセスメントをまとめていく．ここで家族への必要な支援計画を立てることになる．

2 家族支援としての面接

上記の家族アセスメントの結果，家族への継続的な支援が必要と判断された場合は，定期的な面接や具体的な支援を実施していく．この場合の面接者は支援チームで役割分担により，臨床心理士等が担う場合もある．セラピストが行う場合は，リハビリテーション場面での変化や対応を具体的に伝えやすい特徴がある．ときには，リハビリテーションを見学してもらってから，面接を実施することも可能となる．

定期的な面接では，まず，家族の思いを十分に聞く作業を行う．これまでの過程でいかに家族が大変な思いをしてきたか，家族の苦労をねぎらう必要がある．家族が自分の大変さを理解してもらえたと感じることができて，はじめてこれからの視点に立てるのである．これからのことを話題にしていく場合も，性急に本人との生活を組み立てていくことはしない．家族が現実的にできることを探ることから始め，サービスによって家族が楽になることもあるので，情報提供も大きな役割となる．やがて，本人，家族が無理のない生活を具体的に組み立てていけるようになる．

3 本人・家族の同席面接

認知症者本人は忘れていくことや覚えていられないことに対する不安や喪失感が大きいそのことで家族に迷惑をかけていることを意識できる方もなかにはいる．その際は本人と家族とのお互い気持ちの交流の場があったほうがよい場合もある．具体的には本人と家族が同席で面接し，お互いの感情を確認することもできる．家族療法として家族全体をシステムとして捉え，家族全体の変化や成長を促していく視点で実施する場合もあるし，具体的な行動レベルでの問題解決をしていくことが重要な場合もある．

本人や家族，それぞれが思っていることを，当事者同士ではなかなか表現できない感情を，第三者が仲介することにより，表現が可能となり，お互いの思いを確認するだけで，前に進める場合もある．支援者は，本人，家族どちらの立場に立つのではなく，お互いの立場での思いを表現することを手伝い，本人を含めた家族のあり様を客観的に捉える視点が必要となる．本人ばかりでなく，家族が多くの問題や当事者だけでは解決できない課題を抱え，家族も支援の対象者であることが多い．

対象者にとって協力者という視点ばかりでなく，家族自身が支援サービスの対象者である，という立場で支援していくことで，あらたなリハビリテーションが展開できるものと感じる．

（香山明美）

3. 家族教室の実際

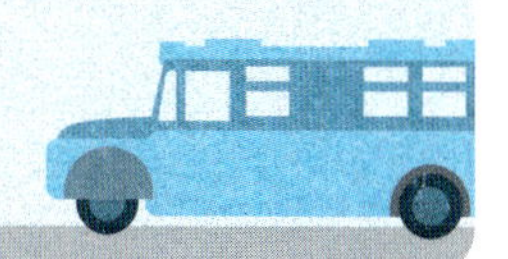

同じような病気や障害をもつ家族が集まり，疾病を理解し，対応法を学んだりする家族教室は，単に知識を得る場としてだけでなく，「自分だけではなかった」という普遍的な体験をする場としても効果的だということはこれまで多くの報告がある．家族教室への導入も，面接等を通したアセスメントの結果，家族支援の一部として行う視点が重要となる．家族教室等，家族への心理教育的アプローチによる家族の変化の概略を図1[1～3]に示す．

筆者が認知症を抱える家族のための家族教室を運営し，その際に実施したアンケートの結果[4]や家族の思いを聞かせていただく中から感じることは「家族はできるだけ家で看たいと思っている」ということである.「できるところまで，家で看たいと思っている」家族への支援が，認知症の方々の在宅生活を維持する重要なポイントだといえる．

主介護者の多くは嫁や娘など女性が圧倒的に多い．嫁や娘は長期間，認知症者を介護している共通点としてあげられるのは，

①誰にも相談できない，近所の人には迷惑をかけられないなど，孤立状況にあること．

②毎日の介護の中で，「物忘れ」，「何度も同じことを言う」，「言うことを聞いてくれない」，「理解できない行動をとる」といった認知症者の行動に毎日つきあうこと．

③認知症に対する知識や情報がないこと．

というものである．

以上のような状況の家族に提供すべきことを4点にまとめる．

①認知症に関する知識や情報提供

②認知症者の心理的理解と介護の仕方

③同じ体験をもつ方々との交流（自分だけではない体験）

④困ったことを関する具体的に解決策の提供（個別支援）

上記の4点を含む家族教室が運営できると良いと思われる．加えて，④に関しては自宅への訪問などを通して個別支援でさらに具体的に対応していく必要がある．

1 家族教室の運営方法

筆者は市町村の介護予防事業の中で家族教室運営に関わる機会があった．そこでの運営方法を紹介する．家族教室案内のチラシを図2に示す．

対象：認知症の方を在宅で抱える家族の方，もしくは認知症の介護や支援に関心がある方

運営方法：少人数でメンバー固定し，3回を1クールとし3回を通して参加できることを原則とする．1セッションの進め方は，講義4割・ディスカッション6割とし，

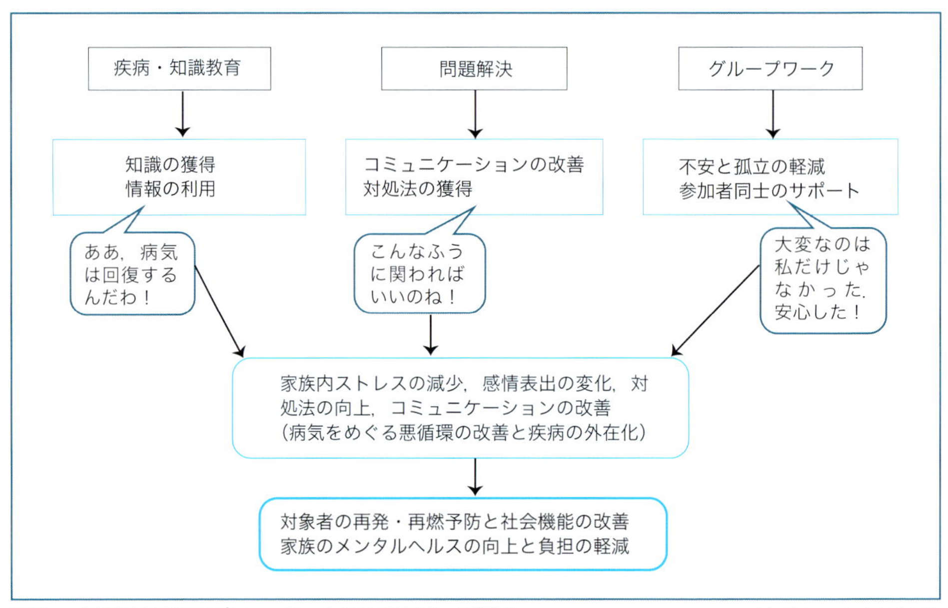

図1　心理教育的アプローチによる家族変化の概略　（文献1〜3より作図）

参加者の共有体験を大切にする．3回のテーマを以下に示す．

第1回　認知症を知ろう〜認知症ってこんな病気！〜
第2回　ケアのポイント　元気がでる介護の仕方
第3回　先輩の話を聞きましょう

2 家族教室の成果

家族教室開催時，毎回アンケート調査を実施した．その結果，「何度も同じことを言う」「物忘れ」に負担感を感じている家族が多く，このことは教室の回数を重ねるごとに減少傾向がみられた．教室参加後の感想は，「勉強になった」「認知症の症状が理解できた」など知識吸収だけでなく，「同じ環境の方と交流ができて安心した」「他の家族との交流により救われた思いだった」など心理的な側面で教室が役立ったことがわかった．介護者同士の交流が自分だけではない体験となり，その体験により心理的負担感が軽減できるということができる．

また，介護者としての先輩の話を聞くことは，認知症の経過とともに介護がどのように進んでいくかをイメージでき，予測が立てられないことによる不安感軽減につながっていたと思われる．加えて，介護者の先輩は当事者モデルとして役割も大きい．介護しながら，自分の趣味や楽しみを大切にしながら介護している姿は，参考になり，参加者が犠牲的な介護から自分の人生の一部としての介護という視点に立てることに貢献していると思われる．

認知症高齢者を抱える家族等介護者のための

家族教室

認知症高齢者は年々増加し、家族など介護する方々の負担も大きく取り上げられており、適切な支援サービスを充実させ、体制整備が急務とされています。
今回は、認知症高齢者を介護する方々のための、心理的負担感を解消することを目的する「家族教室」を開催することになりました。
どうぞ、ご参加ください。

日程と内容

第1回　○○年△△月××日（土）　**認知症ってどんな病気？**
認知症を理解する

第2回　○○年△△月××日（土）　**介護するって大変！？**
介護法と介護負担感について考える

第3回　○○年△△月××日（土）　**先輩の話を聞きましょう！**
－介護の先にあるもの－

開催場所と時間

ＡＢセンター　　Ｃ時～Ｄ時（毎回）

＊ 家族教室に参加する際は、介護しているご本人を同伴ください。教室開催中は別の部屋で専門のスタッフがご本人に対応させていただきます。

図 2　家族教室案内のチラシ

3 家族教室のバリエーション

家族教室は，病院や施設さらに地域においてもさまざまな形で展開されている．認知症者と家族，さらには地域住民を巻き込む普及啓発的な形態まで幅広く実施できる．セラピストは，開催趣旨や目的に応じて臨機応変な形で家族教室を開催できる力が求められている．

文 献

1) 上原 徹：感情障害と心理教育．臨精医 30(5): 467-476，2001
2) 香山明美：認知症の家族支援．OT ジャーナル 40(2)：127-132，2006
3) 香山明美：急性期における家族支援．生活を支援する 精神障害作業療法，香山明美ほか編，医歯薬出版，東京，108-110，2007
4) 日本作業療法士協会：平成 16 年度 独立行政法人福祉医療機構（長寿社会福祉基金）助成事業 事業報告書「痴呆性高齢者及び家族等介護者支援事業」，1-16，200

（香山明美）

4. 生活の中で認知症者と家族を支援する

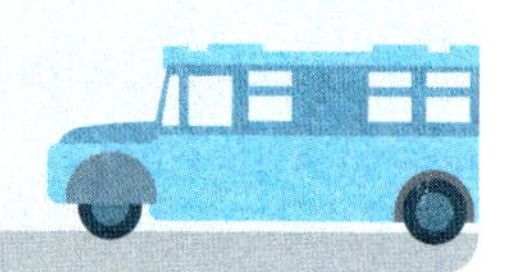

2015年に策定された「認知症施策推進総合戦略～認知症高齢者 等にやさしい地域づくりに向けて～」（新オレンジプラン）[1] では，団塊の世代が75歳以上となる2025年を見据え，「認知症の人の意思が尊重され，できる限り住み慣れた地域のよい環境で自分らしく暮らし続けることができる社会の実現」を目指し，7つの柱が示された．

①認知症への理解を深めるための普及・啓発の推進
②認知症の容態に応じた適時・適切な医療・介護等の提供
③若年性認知症施策の強化
④認知症の人の介護者への支援
⑤認知症の人を含む高齢者にやさしい地域づくりの推進
⑥認知症の予防法，診断法，治療法，リハビリテーションモデル，介護モデル等 の研究開発およびその成果の普及の推進
⑦認知症の人やその家族の視点の重視

である．

この7つの柱に沿って，

①医療・介護専門職による認知症初期集中支援チームの配置
②医療・介護連携のコーディネーター（認知症地域支援推進員）の配置等
③早期診断を行う認知症疾患医療センターの整備
④生活支援コーディネーターの配置等（高齢者の見守り等を行うボランティア等の養成や連携支援を行う）
⑤認知症の予防・治療のための研究開発の推進

等が具体的に自治体の実情に合わせて推進されている．

これらの施策は，認知症の初期の段階で専門家が関わり，診断と治療，家族への具体的な支援を提供することで，認知症になってもその人が住むべきところで生活できることを目指しているのである．セラピストはこの方向性を視野に入れ，認知症の人とその家族が暮らす街を知る必要がある．

認知症の人の家族は，認知症の本人と向き合いながらできるだけ生活を続けたいと願っている方が多い．その気持ちを大切にした支援は，認知症の人と家族が生活している場に出向き実践することである．地域生活を継続していくための支援は，訪問や通所サービスを通して実施していくことで，具体的な課題を本人，家族とともに解決していくことが可能となる．

ここでは，「第1章4. 認知症者と家族の歴史を知る」で紹介した明子さんと和さんを紹介する．

小学校の教師である明子さんは夫の昭雄さんの両親と同居し，同じ教師である昭雄さんと共働きとなった．2人の娘の面倒も姑である和さんが面倒をみてくれたので，仕事を続けることができた．2人の娘が大学を卒業しそれぞれ独立し，家を離れた頃から和さんの物忘れが酷くなっていった．明るく元気だった和さんが，昭雄さんや和さんの夫の一夫さんに料理や洗濯がうまくできなくなることで怒られることが多くなり，外出もしなくなった．

1 一人で抱えてきた大変な思いを傾聴する

ある日，和さんは明子さんに向かって「私の年金，取ったでしょ．通帳返して！」と叫んだことをきっかけに，明子さんは，和さんのことを市の包括支援センターに相談に行った．そこで，医療機関を紹介され受診することになった．明子さんは主治医や包括支援センターの介護支援専門員にこれまでの思いを語った．介護支援専門員との話を通して，これまでの和さんとの生活や避けてきた2人の関係を振り返りながら，明子さんにとって，自信をなくし元気のなくなった和さんをみることが何よりつらく，元気で明るい和さんがいてくれたからこそ，自分が仕事に集中できたことも整理できた．

家族は1人で抱えてどうして良いのかわからなくなっていることが多い．セラピストは1人で抱えてきた大変な思いを傾聴することで，家族は気持ちの整理ができるようになっていく．やがて自らの行動や判断ができる方も多い．

2 認知症者との関わりを一緒に考える

数年後には，和さんは明子さんを頼りにするようになり，明子さんが和さんのお母さんのような存在となった．明子さんは，和さんが自分がいないと不安が強くなる様子をみて，定年2年前に仕事を辞めて介護することに決めた．

最初は，子供のようになっていく和さんに明子さんは戸惑いを感じていた．何でも自分で決めて行動してきた和さんはどこに行ってしまったのか，明日には態度が変わって怒りですのではないかと不安になることもあった．和さんが週3回通うデイサービスのセラピストは，困った様子を語る明子さんに，デイサービスでの和さんが職員について歩きながら，職員と一緒に配膳の仕事をしてもらうことで安心して笑顔が増えてきた様子を伝えた．明子さんは，頼ってきたことをそのまま受け入れれば良いことに気づき，和さんに自分の子供のように接することで大丈夫なのだと感じるようになった．その気持ちの変化が明子さんと和さんの関係を安定させることになった．

認知症者の心身の状態が変化していくことで，認知症者と家族との関係性に変化が生じる．生活に不安を抱えて子供のようになっていったり，突然怒り出したりする認知症の人の対応に苦慮する家族も多い．セラピストが本人の状態の評価や対応の仕方をわかりやすく伝えることで，認知症者と家族が安定した関係を築け地域生活の継続に貢献することができる．

3 家族の持っている力が発揮できる機会を提供する

仕事を辞めた明子さんは和さんの面倒をみながら，ケアマネジャーに紹介された認知症カフェに参加してみた．そこでとてもゆっくりでき，和さんにとって居心地の良い体験となった．何より同じ認知症者を抱える家族同士の交流は和さんを元気にしてくれた．そして，教師をしていた和さんは，チラシ作りや広報誌作成を依頼されるようになり，張り切って参加するようになった．やがて，和さんは家族会の活動や認知症カフェの中核的な役割を果たすようになっていった．

介護している家族の様子だけみていると，本来家族が持っている力を想像することができないことが多い．セラピストは家族の力が発揮できる機会や場所を知り，可能な限り紹介したり，一緒に参加したりしてみることで家族が持っている力に気づくことができる．何より介護の経験者は，混乱している家族にとっては，先輩としての役割をとってもらえることが多いので，家族教室などに先輩として参加してもらうことも良い．

明子さんと和さんを例にとりながら紹介したが，認知症の人も家族もそれぞれの大切な人生があることを視野にいれながら支援していくことが重要である．

文 献

1）厚生労働省：認知症施策推進総合戦略（新オレンジプラン）の概要．http://www.mhlw.go.jp/file/05-Shingikai-12401000-Hokenkyoku-Soumuka/0000076554.pdf（2018 年 6 月 1 日閲覧）

（香山明美）

傾聴のワザ

香山明美

人の話を聴くということ（積極的な傾聴）には，以下の要素が必要だといわれています．

（1）集中して聴くこと

（2）相手の言ったことを覚えていること

（3）何が言いたいのか考えながら聴くこと

（4）相手の気持ちを汲みながら聴く

（5）必要に応じて話しの内容を整理して聴く

傾聴されると相手には次のような心理的変化が生じるといわれています．

（1）安心感が生まれる

（2）本音を率直に話せる

（3）自分のことをわかってもらえたと感じる

（4）自分の感情がそれで良いことを知る

（5）自尊感情を高める

（6）自分のことを深く考えられるようになる

積極的な傾聴は，対象者の自らの力を引き出し，自らの行動変容につながるわけです．

第4章
家族の力を活かす

1. ピアサポートの発展

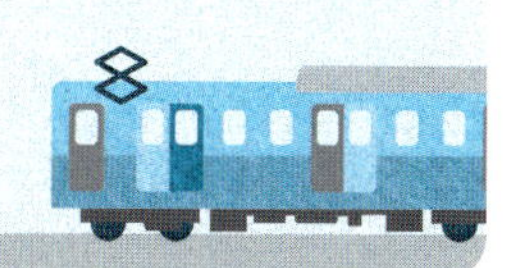

1 認知症施策推進総合戦略におけるピアサポートの位置づけ

ピア(peer)とは，英語で「仲間」を意味し，一般に，同じ問題や環境を体験している(してきた)人が，対等な関係で支え合うことをピアサポートという．ピアサポートは，マイナスと思われがちな病気の経験のなかに，多くのプラスがあることを気付かせてくれるものである．フォーマルな場合では，例えば市の社会福祉協議会や地域包括支援センターなどを基盤に，あるいは家族会活動の一環として，地域の中に位置づけを明確にして活動をしている．これに対しインフォーマルな場合には，例えば喫茶店で定期的に会合をもち，個人で情報交換し仲間を支えあっているが，特別にグループ名ももたず集会をもつことがなくピア活動の形式はさまざまである．

ピアサポートの基本理念は，「人は誰でも適切な場や機会があれば，自分の課題を解決できる」というものであり，自己決定，自己選択ができるようにするのが基本姿勢である．認知症や記憶障害の有無にかかわらず，誰にも弱みがあることや強みがあることを知ってこそ，必要とする人に支援が行き届く．

2015年1月に厚生労働省が公表した「認知症施策推進総合戦略(新オレンジプラン)」は，そのピアサポートの力と重要性にも注目し，それまでのオレンジプランに比べ，支援者の視点よりも本人の視点や立場を重要視したものである．まず，基本的な考え方として，「認知症の人が住み慣れた地域のよい環境で，自分らしく暮らし続けるために必要としていることに的確に応えていくことを旨としつつ，7つの柱に沿って，施策を総合的に推進していく」としている[1)]．その7つの柱を要約すると次の通りで( )内がピアの力が期待される例である．

❶認知症への理解を深めるための普及・啓発の推進

広告等を通じて，認知症への社会の理解を深めるための全国的なキャンペーンを展開する．認知症に関する正しい知識と理解をもって，地域や職域で，認知症の人やその家族を手助けする認知症サポーターの養成を進める．学校において，高齢者との交流活動など，高齢社会の現状や認知症の人を含む高齢者に対する理解を深めるような教育を推進する（本人・介護家族が認知症サポーター養成研修等に関わることにより理解・啓発を推進）．

❷認知症の容態に応じた適時・適切な医療・介護等の提供

本人主体の医療・介護等を，その提供に携わるすべての者が，認知症の人が置かれた環境の下で，認知症の容態の変化に応じたすべての期間を通じて，共有すべき基本理念であることを改めて徹底し，医療・介護等の質の向上を図る．本人や家族が小さな異常を感じたときに速やかに適切な機関に相談できるようにするとともに，さまざまなネットワークの中で，認知症の疑いがある人に，早期に気づいて適切に対応していくことができるような体制を構築する．

❸若年性認知症施策の強化

若年性認知症については，初期症状が診断（鑑別）しにくく，また，本人や周囲の人が何らかの異常には気づいても，受診が遅れることが多いといった特徴があることから，改めて若年性認知症についての普及啓発を進め，若年性認知症の早期診断・早期対応へとつなげていく（若年性認知症の本人同士の相談）．

❹認知症の人の介護者への支援

認知症の人の介護者の負担を軽減するため，認知症初期集中支援チーム等による早期診断・早期対応を行うほか，認知症の人やその家族が，地域の人や専門家と相互に情報を共有し，お互いを理解し合う認知症カフェ等の設置を推進する（2018年度からすべての市町村に配置される認知症地域支援推進員等の企画により，認知症カフェ等を地域の実情に応じて実施し，早期に相談できる場を確保）．

❺認知症の人を含む高齢者にやさしい地域づくりの推進

高齢者が住み慣れた地域で自分らしい暮らしを安心して続けるために，多様な高齢者向け住まいの確保を支援するとともに，高齢者の生活支援を行う施設の住宅団地等への併設を促進する．また，認知症の人を含め，自ら運転しなくても移動できる手段を確保できるよう，公共交通の充実を図ることや，独居高齢者の安全確認や行方不明者の早期発見・保護を含め，地域での見守り体制を整備する．認知症の人や認知機能が低下している人による交通事故を未然に防止するための制度や，認知症の人や高齢者の消費者被害を防止し，認知症の人や高齢者の権利擁護のため，財産の管理や契約に関し本人を支援する成年後見制度や，利用者からの問い合わせ内容に応じて，法制度に関する情報や相談機関・団体等に関する情報を無料で提供する日本司法支援センター（法テラス）の制度周知や利用促進を行う（相談窓口でのピアスタッフの活用）．

❻認知症の予防法，診断法，治療法，リハビリテーションモデル，介護モデル等の研究開発およびその成果の普及の推進

認知症はいまだその病態解明が不十分であり，根本的治療薬や予防法は確立されていない．研究等を推進し，認知症の病態等の解明を進め，認知症の早期発見や診断方法を確立していく．さらに，発症前の先制治療の可能性についても追求しながら，根本的治

表1　新旧オレンジプラン（7つの柱）の比較

2012年　オレンジプラン	2015年1月　新オレンジプラン
1. 標準的な認知症ケアパスの作成・普及 2. 早期診断・早期対応の促進 3. 地域での生活を支える医療サービスの構築 4. 地域での生活を支える介護サービスの構築 5. 地域での日常生活・家族の支援の強化 6. 若年性認知症施策の強化 7. 医療・介護サービスを担う人材の育成	1. 認知症への理解を深めるための普及・啓発の推進（見直し重点化） 2. 認知症の容態に応じた適時・適切な医療・介護等の提供（一部新設） 3. 若年性認知症施策の強化（見直し重点化） 4. 認知症の人の介護者への支援（一部新設） 5.【新】認知症の人を含む高齢者にやさしい地域づくりの推進
サービス提供者視点 → 本人・家族・国民視点	6.【新】認知症の予防法, 診断法, 治療法, リハビリテーションモデル，介護モデル等の研究開発およびその成果の普及の推進 7.【新】認知症の人やその家族の視点の重視

療薬や効果的な症状改善法，有効な予防法の開発につなげていく．また，認知症の人の自立支援や介護者の負担軽減に資する観点から，ロボット技術や情報通信技術を活用した機器等の開発支援・普及促進を行う．

⑦認知症の人やその家族の視点の重視

早期診断・早期対応が本人や家族にとって有益になるよう，まずは認知症の人が，住み慣れた地域環境で自分らしく暮らし続けるために必要と感じていることについて，実態調査などを行う．認知症の人やその家族の視点を認知症施策の企画・立案や評価に反映させるため，好事例の収集や方法論の研究を進め，これを発信することで全国的な取り組みを推進していく（本人・家族を主体とした支援施策の充実，ピアサポートの広がり）．

以上をさらに要約し，新旧オレンジプランの柱をサービス提供者の視点と，本人・家族の視点ではどちらに重心を置いた内容かを大まかに比較すると表1のようになる．

このように，新オレンジプランでは，イングランド等が先行して認知症施策を推進している「本人や家族を中心とした目標設定や枠組み」が重点とされてきた．本来の在り方である「病に苦しむ本人を中心」とした法や社会資源の整備が国の総合戦略にも明文化されたことにより，本人同士，介護家族同士のピア（当事者）による相互の支援である，“ピアサポート”が推進されている．つまり，介護家族とは，「支援をすべき対象であると同時に，セラピスト以上に介護の専門家として，他の介護家族の力になれる重要な社会資源のひとつであることを明確に認識することが重要である．

ピアサポートの主な機能は，認知症の人本人，家族ともに，①経験者同士の情報交換，②認知症介護に伴う不安感や負担感の共有，③気分転換（リフレッシュ）の３つがある．特に気分転換には，専門職が「支援を行い」介護家族が「支援を受ける」という形ではなく，参加者がフラットに交流できる場になることが重要である．

特に，介護家族の心理は，介護の経過とともに段階が進行していくといわれている．家族の会の愛知県支部のまとめ[2)]によると，①状況に戸惑い・否定する段階が最初であり，他人には知られたくない時期がある．介護負担が増すにつれて徐々に→②混乱・怒り・拒絶・抑うつなどの反応がおこる．要介護者（本人）のペースに振り回されてついていけない．介護家族が被害的な意識をもち始める時期である．次に→③諦め・開き直りの時期に入り，やっと介護家族のペースと自分の力量にうまく折り合いを見つけられるようになる．→④次第に要介護者の気持ちを深く理解しようとすることができ，→⑤介護家族自身の深い理解と，これまでの経験を社会に活かそうと思えるようになる受容の段階へと進む．ピアサポートが有効なのは，特に①，②の時期に気兼ねなく話しができる同じ経験をもつ介護経験者との出会いが，その段階の辛さを軽減し円滑に短期間で④，⑤の段階へと導いてくれる．したがって，介護の継続に伴い相談へのハードルを下げるために，ピアサポートの機会を設けることが望ましい．

2 ピアサポートを支えるセラピストの姿勢

新オレンジプランの終わりには，「認知症高齢者等にやさしい地域の実現には，行政だけでなく民間セクターや地域住民自らなど，さまざまな主体がそれぞれの役割を果たしていくことが求められる（中略）一歩先んじて何らかの手を打つという意識を，社会全体で共有していかなければならない」とあり，ここでもピアの力とそれを支えることの重要性が示されている．セラピストは，認知症の人に行動・心理症状や身体合併症等がみられた場合に，医療機関・介護施設等で適切なリハビリテーションを実施し，退院・退所後も，そのときの容態に最もふさわしい場所で適切なサービスを提供する努力が欠かせない．認知症の人への初期の支援にあたっては，認知症の特性をよく理解したうえで，できる限り認知症の進行を遅らせ，介護家族が困惑するような行動・心理症状を予防できるような支援を提供することがセラピストに求められている．人生の最終段階まで本人の尊厳を尊重する医療・介護等が提供されるべきであり，認知症が重度あるいは終末期に至る前に，あらかじめ本人の意思をよく確認し，それをどう最期まで尊重して支援を行うか,多職種が本人や家族との協働により準備検討する取り組みが重要となる．

同時に，ピアサポートの導入により認知症初期の段階での相談窓口などでは数々の成功例があげられている．例えば，同じ病を抱えるピアスタッフがいることにより，「相談会への参加のハードルが下がった」「認知症カフェ（後述）などへの来館者への声かけや介護家族との信頼関係構築につながった」「介護家族として同じ悩みを抱えるピアサポートにより，介護に大きな負担を感じる心理段階を通り抜けるまでのところで特に有効である」との報告[3)]がある．

したがって，セラピストには医療機関や介護施設内におけるリハビリテーションで成果効果を示すことに加えて，患者会や家族会を組織し，ピアの力を引き出し活用する姿勢が求められる．自ら地域に出向き家族の会の集まりや，認知症カフェのような場でピアスタッフと接し，どのような会話や接し方が当事者のハードルを下げ，気分転換や不安感の共有につながるのかを学び，本人・家族を支え良質な支援を担うことができるセラピストを確保していくことが急務である．

引用文献

1) 厚生労働省：認知症施策推進総合戦略（新オレンジプラン）～認知症高齢者等にやさしい地域づくりに向けて～概要．8-16，2014，http://www.mhlw.go.jp/file/06-Seisakujouhou-12300000-Roukenkyoku/nop1-2_3.pdf（2018 年 5 月 9 日閲覧）
2) 認知症の人と家族の会　愛知県支部編：介護者の心理ステップ見極めのポイント，介護家族をささえる．中央法規出版，東京，99，2012
3) 野村総合研究所：認知症の人の介護に対する効果的な支援の実施に関する調査研究事業報告書．56-68，2015，https://www.nri.com/~/media/PDF/jp/opinion/r_report/syakaifukushi/201503_report.pdf（2018 年 5 月 9 日閲覧）

参考文献

• 高見国生：ぼけ老人と家族―女の負担 男の出番―，ふたば書房，京都，1994
• 稲葉耕一，永井良典：行政における認知症予防とまちづくり．OT ジャーナル 41：939-944，2007
• 今後の精神保健医療福祉のあり方等に関する検討会：精神保健医療福祉の更なる改革に向けて．厚生労働省，2009，http://www.mhlw.go.jp/shingi/2009/09/dl/s0924-2a.pdf（2018 年 5 月 11 日閲覧）
• 日本作業療法士協会：平成 25 年度老人保健健康増進等事業「認知症初期集中支援チームにおける早期対応につながる作業療法士の役割の明示とサービス構築に向けた調査研究」報告書，厚生労働省，2014，http://www.jaot.or.jp/wp-content/uploads/2014/07/H25rokenjigyo-ninchi-houkoku.pdf（2018 年 5 月 11 日閲覧）
• 苅山和生：「新オレンジプラン」のここに注目．日本作業療法士協会誌 35(2): 14-16，2015

（苅山和生）

2. 地域住民への啓発

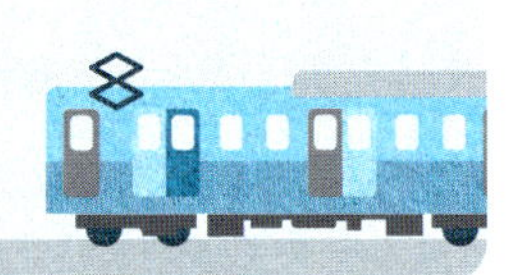

1 早期発見と早期対応の入口としての認知症カフェ

これまでの認知症対策は診断確定後のいわば事後対応である．本人や家族は，認知症に対する誤解や周囲の偏見もあり，①認知症であることを知られたくない，→②受診が遅れ，→③認知症と診断されても適切な支援に出会わないから，→④医療機関や福祉サービスへの不信感が募り，→⑤できるギリギリまで誰にも言わずに家で看ることとなり，→⑥本人家族の暗中模索が始まり，→⑦家では手に負えない状態まで病状が進行し，→⑧介護に対する挫折感と自己嫌悪で疲労困憊して受診し，→⑨症状が進行した事後からの対応となっていた．その結果，患者と家族は状態の悪いときに専門医にやっと出会い，ケアの工夫では追いつかないと判断されて，即，入院となるも，薬物やリハビリテーションの効果は薄い．仮に効果があったとしても，家族は自分たちがしてきたことを責めてしまい長期療養になりがちとなる．したがって，たとえ病状が安定しても，入院当時のイメージがあるため，「退院しても家でどう受け入れていいかわからない」と家族が退院を躊躇し長期入院か施設での生活が続く．→⑩結果，認知症は一度かかると家に帰られない恐い病気のイメージが残りやすく，誤解も偏見も変わらない．

これら事後対応となってきた原因は，認知症の確定診断が付かないと医療機関や介護保険のサービスが利用できないという制度上の課題だけではない．認知症の初期に気軽に相談できる社会資源が不足していることや，そこでの対応の質にある．まさに認知症の人や家族が最初に出会う時期に“ハードルの低い入口がない”ことに起因する地域住民と専門職共通の課題であり，また専門職間においても領域を超えて取り組むべき問題である．

家族の会の母体となった「呆け老人をかかえる家族の会」では，1980 年代，まだ認知症への理解者や専門家からの支援が全くないなか，各地で介護家族が集まり，介護の相談，情報交換，勉強会などを行い，介護で悩んでいるのは「自分一人だけじゃない」「仲間がいる」と多くの介護家族が参加できる“つどい”を開催していた．以後，支部も増え，つどいも他の人の介護体験を聞いたり，自分の介護体験を話したりしている「介護家族のつどい」に加えて，本人のみのつどい，65 歳未満で発症した本人とその家族の「本人･若年のつどい」，同じ男性同士，悩みを語り合っている「男性介護者のつどい」など，支部の特徴を活かしながらさまざまなかたちで発展を続けている．現在では，全都道府県の支部でさまざまなつどいが年間 4,000 回以上開催されている（➡コラム（60 頁）参照）．

現在では家族の会のつどいに限らず，国内のいたるところで，当事者が要望を語り行

表1　モデル的に展開している認知症カフェの形態と内容

ほとんどすべてのカフェで実施	①茶菓（または食事）の提供，②茶話会：介護相談・情報交換
各カフェで異なる内容 全体プログラムの構成の有無 ①，②以外はカフェによって異なる 毎回プログラム構成が異なるところもある	• 家族向け勉強会 / 家族交流会 • 専門職によるミニ講座 / 認知症に関する演劇や紙芝居 • 転倒予防教室 / 口腔体操 / サポーター養成講座
	• レクリエーション 園芸，音楽鑑賞，体操，陶芸，料理，おやつ作り，手芸，散歩，足湯等で一緒に楽しみ身体を動かす。
	• 認知症予防教室（脳トレなど） 市民を集めるためには都合良いが，カフェの目的（偏見を緩和し，認知症を恐れない地域作り）に逆行するのではないかという点で現在議論されている.
プログラムの目的	• 参加者（認知症の人や家族）に役割を作る • 家族がケアのヒントを知る機会を作る（質問時間等） • 市民が認知症を知る / 市民への啓発と仲間作り • 介護予防事業の一環として行う • 茶菓の提供を介して，嚥下，表情，発語に向けて支援する

（文献1, 2より作表）

政と立法に働きかけて，さまざまな認知症早期での相談窓口が自治体の工夫により増えてきてはいるものの，その量には限りがあり，質の評価はまだこれからである．家族の会（2013年）の調査[1]によればわが国では，このつどいから発展した認知症カフェも数多い．

そのようななか，日本でも厚生労働省が，イギリスのメモリーカフェ，オランダのアルツハイマーカフェをモデルとして認知症カフェの導入を推奨してきた．2012年6月のオレンジプランにおいて，家族支援の充実の一環として，「認知症カフェの普及」のなかにはじめて掲げられ「認知症カフェは，認知症の人と家族，地域住民，専門職誰もが参加でき，集う場」と明記はされたものの内容等の定義は一切なく，さまざまな試みが各地域で展開されている．家族の会のつどいから発展したものもあれば，地域で独自に工夫されているものまで多様なカフェが増えているなか，日本の認知症カフェの平均的な形態と内容は，前述の家族の会の調査[1]および日本作業療法士協会（2015年）の調査[2]等を総合すると表1のようになる．

カフェの参加者は概ね20～30人で平均25人とするならばその内訳は，家族3人，本人4人，主催スタッフ5人，市民6人，ボランティア等の支援者7人である．軽度認知障害26%，軽度認知症40%の人が多く，中等度認知症23%，重度認知症11%と重度になっても受け入れているカフェも見受けられる．支援する専門職は，ケアマネージャー，保健師，看護師，社会福祉士，介護福祉士など多様である．他に，民生児童委員，傾聴ボランティア，高齢者支援センター職員，大学教員なども加わるが，うち作業療法士・理学療法士・言語聴覚士は0～1人と参加は少ない．ただし，本人・家族はもとより，関わった市民にとっても，支援者である専門職（セラピストを含む）にとっても認知症カフェに参加して有意義であったという反響は数多い（表2）．

表 2　認知症カフェの効果（参加者の声）

認知症の人	家族	市民	専門職
通える場 / 居場所ができた	病院や施設に通うよりも，専門職の人が身近に感じられ楽に参加できた	認知症が特別な病気でないことを知ることができた	自身の普段の臨床の姿勢を見直すことができた
病気を強く意識することなく楽に参加できた	少しの間介護を忘れ，息抜きになった	近所の交流が増えた	認知症ケアを振り返る場となった
飲み物や食事がおいしくて，おもてなしをしてもらったので，リラックスできた	本人の笑顔や活動を見ると安心して優しい気持ちになれた	軽度のときから認知症の人に出会うので，症状が進行しても継続してサポートできる	本人からも家族からも市民からも，元気を受け取った
役割があったので嬉しくなった / 楽しくて笑えた	医療機関や行政の窓口に行くよりも躊躇なく相談できた	役割があり，喜びややりがいを感じた	認知症の人と家族を支える焦点が具体的に絞りこめた
介護を受けることやサービスを利用することに関する不安が減った	介護の工夫の話や，他者のカフェでの関わり方が参考になった	他者のカフェでの関わり方が参考になった	自分も同じ地域の住民であるという意識が強くなった
いろいろなサービスを使ってみたくなった	介護家族同士，悩みを吐き出せて楽になった	認知症を自分の近い将来のこととして身近に考えることができた	認知症ケアを通して地域づくりを考えるようになった

表 3　モデル的に展開している認知症カフェのメリットとデメリット

	メリット	デメリット
規　模	30～40 人以上が関わり，多くの人と出会う	場所の選定や広報に配慮と労力がかかる
専門職	医師や関係職種等多くの無償協力者が集い増える	定期的お願いが難しく開催日が制約される
効　果	認知症の理解と家族支援については特に有効である	偏見ある市民についてはまだまだ遠い存在になる
持続可能性	無償協力者の熱意が周囲に波及する可能性が大きい	核となる人が抜けると一気に危うくなる
開催頻度と準備	月 1 回を確実に実施するための準備から相互に勉強できる	準備期間や各種手配から月 1 回が事実上精一杯になる

半面，これまでにモデル的に展開している認知症カフェに現在見えてきた利点や課題をまとめると表3のようになる．認知症の人や家族が専門職と緩やか出会う入口として，しっかりと機能しているカフェが増えるなか，市町村によっては，まだ取り組みが進まないところもあり地域格差は大きいのが現状である．

2 認知症ケアパスの確認と見直し

京都府では地域包括ケア推進機構の協力のもとに，京都認知症カフェ連絡会が設立され毎年セミナー等を行い，その質の担保と量の確保に寄与している．筆者もその世話人の一人として同連絡会に関わったなかで，これまで認知症カフェでは次のような問いが寄せられてきた．例を示すと，問 1～4 の△はその問いに関する現在の課題であるが，その課題すべてが即地域作りに関しては強み◎であることを忘れてはならない．

問 1．どのようにはじめて，どのように（何を）広報をすれば良いか？

△宣伝するポイントが不明であり方向が定まっていない，◎今からでも市民の声が反映できる好機である

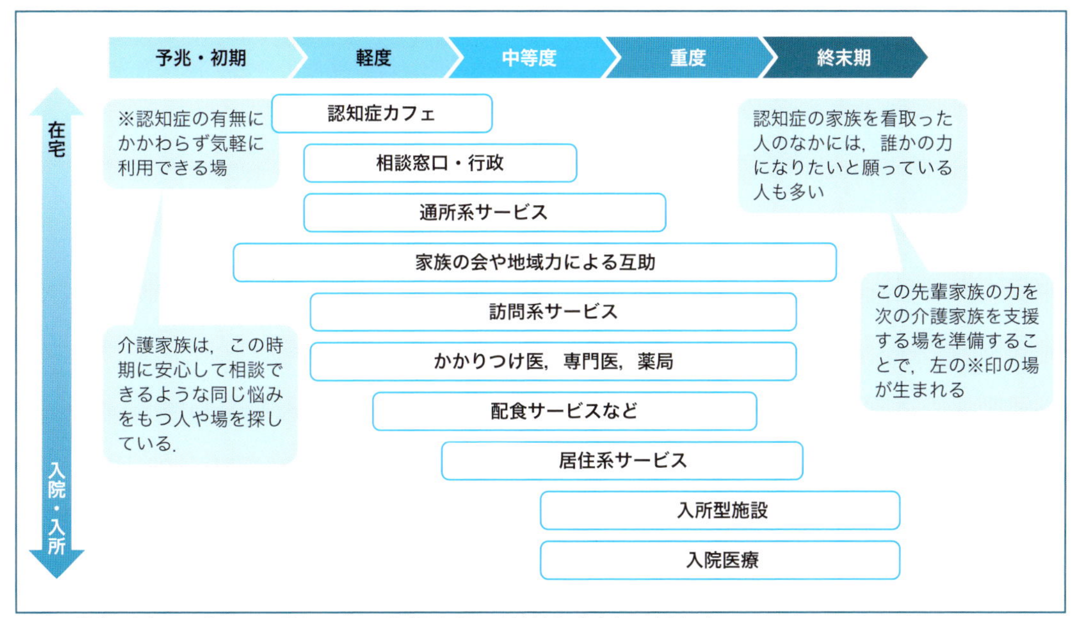

図1　認知症ケアパスで不足している資源を見つけ地域づくりへ活かす

問2．どうすればカフェの運営の支援者をどう継続してもらうのか？

△支援者を増やせない，◎地域内で認知症支援を考えている多領域多職種と出会える好機である

問3．誰からどうやって経済的援助を受けられるのか？

△高齢者医療介護だけでは限界，◎市町の産業をフル活用し win-win の関係を作る好機である

問4．どんなやり方が「優」「良」で，誰がそれをチェックするのか？

△誰も知らない，わからない，◎市民みんなが意見を言え良質の認知症カフェの基準を作る好機である

地域作りでは，認知症に関する知識を誤解のないように伝えることと同様に，社会資源の情報がわかりやすく市民に広報されることが重要になる．このわかりやすい広報には認知症ケアパスが有効である．認知症ケアパスは自治体ごとに作成されているもので，状態像の進行度（横軸）と認知症の人を支える資源（縦軸）の図表として捉えるものが主流である．そうすることで，認知症の進行に伴い増える生活の「不安」が「失望」に変わるのではなく，支えとなる「資源」を知ることによって，その資源利用時の内容と質が市民の「安心」へとつながるものである．いまだ，その内容や形式は各自治体でさまざまであるが，最も簡易な例として図1を示す．地域のケアパスは，専門職がわかりやすいことよりもむしろ，高齢者が見てわかりやすく安心できることが重要である．しかし，もしもわかりにくいという課題（△）があるとすれば，難しい言葉を減らして地域に応じた認知症ケアパスを作る好機（◎）であると捉え，セラピストが率先して作成

に関与すればよい．専門職がどう評価に関わったらよいかわからないという課題（△）も，本当に認知症カフェが社会に認知されるためには，領域や分野の異なる人に入ってもらって意見をいただく好機（◎）であると捉え，本人・家族らとともに社会資源づくりを推進することが，地域住民への認知症啓発につながる．

引用文献

1）認知症カフェのあり方と運営に関する調査検討委員会：認知症カフェのあり方と運営に関する調査研究事業 報告書，認知症の人と家族の会，10–19，2013，http://www.alzheimer.or.jp/pdf/cafe-web.pdf（2018 年 5 月 9 日閲覧）
2）日本作業療法士協会：初期認知症および軽度認知障害の人とその家族に対する効果的な作業療法士の支援構築に向けた調査研究事業報告書．82–100，2015，http://www.jaot.or.jp/wp-content/uploads/2015/04/c91e3315d894fb6013dbb7d004a68134.pdf（2018 年 5 月 9 日閲覧）

参考文献

• 山下和徳：認知症の前駆状態の概要と認知症予防における作業療法の取り組み．OT ジャーナル 40：123-126，2006
• 稲葉耕一，永井良典：行政における認知症予防とまちづくり．作業療法ジャーナル 41：939–944，2007
• 今後の精神保健医療福祉のあり方等に関する検討会：精神保健医療福祉の更なる改革に向けて．厚生労働省，2009，http://www.mhlw.go.jp/shingi/2009/09/dl/s0924-2a.pdf（2018 年 5 月 11 日閲覧）
• 日本作業療法士協会：平成 25 年度老人保健健康増進等事業「認知症初期集中支援チームにおける早期対応につながる作業療法士の役割の明示とサービス構築に向けた調査研究」報告書，厚生労働省，2014，http://www.jaot.or.jp/wp-content/uploads/2014/07/H25rokenjigyo-ninchi-houkoku.pdf（2018 年 5 月 11 日閲覧）
• 苅山和生：「新オレンジプラン」のここに注目．日本作業療法士協会誌 35(2): 14–16，2015
• 苅山和生：認知症カフェの取り組み．日本作業療法士協会誌 35(2): 19–21，2015

（苅山和生）

3. 先輩家族の力を活かす―介護家族が作る互助の地域

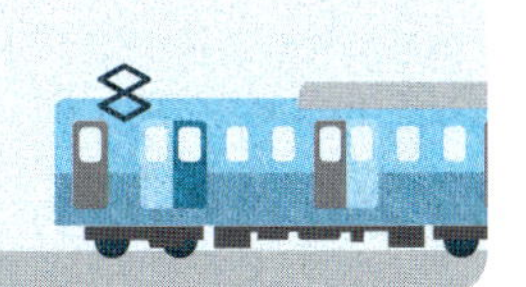

1 地域包括ケアシステムと家族の力

地域包括ケアシステムを「少子化」と「高齢化」により増大している現状を踏まえ“介護負担に対する支援の分配”という視点から整理すると次のように表現できる.

①ケアを必要とする状態をむやみには増やさないために（疾病予防や健康維持を）
②ケアの問題を家族の内部に留め置かないで，社会で引き受けられるよう（地域で）
③わがことのように，ケアに関わる人を増やして，数多くのアイデアとケアを寄せ集める方法を考え（包括する）
④寄せ集めたアイデアとケアを，必要としている人に対して効率的に確実に届ける（ケアシステム）

このような整理を前提とすれば今後さらに，診断の事後よりも事前の対応を促進することになる.したがって介護を終えた先輩家族の力を活かしながら,例えば認知症カフェのような出会いの場の役割は次のように変化していくことが望ましい.

①介護経験のある家族や，認知症初期集中支援チーム[注)]のような相談しやすい専門職がまちのさまざまなカフェに出向き，一般の喫茶店や食堂等が初期認知症の人の相談機能をもつようになる．→②まちの至るところで気軽に認知症を話題にできる文化が育ち，信頼できる専門家との出会いがさらに早くなる．→③“事後”から“事前”の対応が実現し，在宅生活と在宅介護が大きな負担ではなくなる．→④市民が認知症へのさまざまな支援情報に出会う頻度が高まり，在宅で介護する（される）生活に希望が見え，認知症が特別な病という認識ではなくなる．→⑤ 自助・互助が育ち，認知症に特化した特別な場としての認知症カフェの必要性はごくわずかになるか，自然になくなっていく.

注）認知症初期集中支援チームとは：複数の専門職により認知症が疑われる人や認知症の人およびその家族を訪問し，評価に基づき，家族支援などの初期の支援を包括的・集中的に行い，自立生活の支援を行うチームである．この専門職に加え，介護を終えた先輩介護家族や，当事者・現役介護家族がピアスタッフとして入ることにより，さらに初期の相談や支援を受けることへのハードルは下がっていく.

2 地域特性と地域作り

このように，認知症の早期対応にはその人の背景への配慮とアプローチが必須となる．その人の背景とは，これまでの生き方であり暮らし方そのものであり，それは，その人が住む地域の文化に大きく影響される．したがって，セラピストは地域特性をしっかりと読み取ることが重要となる．まずは，社会資源の充足を判断するために地域の人

表1 家族を取り巻く地域特性の読み解き方

資源の種類	①地域（市町）にどんな社会資源があるのかを確認する	②それはどのように変化してきているか調査する（その例）
どのような市町であり市町としての指針はどれだけ具体的か	1. 人口，高齢化率，介護保険料 2. ゴールドプラン，オレンジプラン 3. 医療計画，地域支援事業計画 4. 高齢者保健福祉計画，介護保険事業計画など	1. 経年での増減を確認する 2. 健康施策，認知症施策の推移（名称の変化などをみる，それぞれの計画を牽引する部署や，牽引する人は誰か確認する）
認知症の人や家族が利用できる具体的な社会資源としての「場」	1. 介護サービスの事業所 2. 介護福祉事業者の協議会 3. 地域包括支援センター 4. 認知症の人や家族の相談窓口 5. 認知症対応の医療機関 6. 重度認知症対応可能な施設 7. 認知症カフェ・高齢者サロン	1. 設置場所や受入れ定員数の推移 2. どのような団体が加盟しているか 3. 基幹型，支所などの数と場所 4. どの時期なら対応してもらえるか 5. 予約制か，入院の待期期間は 6. 重度認知症の人の支援内容は 7. 場所や数はどう変化しているか
認知症の人や家族が頼ることのできる具体的な社会資源としての「人」	1. 電話相談（相談窓口）の有無 2. 地域包括支援センター職員数 3. 認知症専門医の数 4. 医療機関におけるセラピストの数 5. 患者会や家族会	1. 相談対応者，曜日や時間は 2. 対象エリアの高齢者数対職員比率 3. 病院・診療所別に，往診は可能か 4. 認知症対応可能な PT,OT,ST の分布 5. 公的なものインフォーマルなもの

口や高齢化率等の動態を調べることと，基盤となる医療計画や介護保険事業計画を知ることが重要である．これらは市町のホームページから全文がダウンロードでき，場合によってはその要約版や概略版も掲載されている．そのうえで，認知症の人や家族が利用できる社会資源としてどのような「場」や「人」があるかを確認する．これについては前項で示した認知症ケアパスを確認するとよい．さらに，地域の変化をみるために近年（5～10年）のそれらの推移や変更点を調べることにより，市町が抱えている課題や目指そうとしている方向性が見えてくる．その他地域特性をみるヒントとして一例を表1に示した．

地域特性が把握できたら次は，認知症の人や家族がどう地域とつながっているのかを評価することが重要となる．そこで，社会のなかで人はどのようなつながりによって生活を維持しているのかを整理しておきたい．都市計画や貧困問題の研究からFriedmannは，世帯が生活を改善するための要素として社会的な8つの基盤を提示した[1]．それをもとに谷口は「地域づくりと関連した効果的な地域生活支援サービス体制の在り方と地域力の再構築に関する研究報告」[2]の中で，次の8つが地域生活を維持するうえで重要な要因になることを示した．

①生命を維持するためのケアサービス
②外出や余暇のための社会資源やそれらを楽しむための機会や場
③近隣住民とつながりがあり安心して暮らせる住居や排除されない地域
④生活を成り立たせるために必要な知識や技能を確保できる機会や場
⑤生活を成り立たせるために必要な情報を得ることができる機会や場
⑥社会的な組織ネットワークの存在

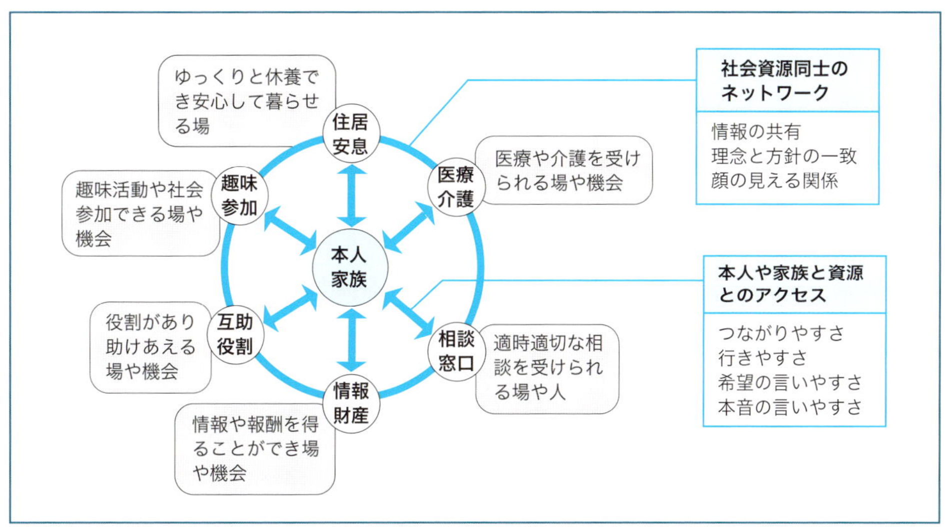

図1　認知症の人と家族に必要な6種の資源群と2種類のつながり

⑦就労する機会や場と生活するための資金の確保
⑧資源へのアクセスの良さ

これらを元に認知症の人と家族からみた支援のあり方として整理すると，大きく分けて地域の中に6種類の資源群があることと，その資源に本人や家族がアクセスしやすいこと，かつ，資源同士にも横のつながりがあることといえる（図1）．これは前項で述べた“ケアを必要としている人に効率的に確実に届ける”ことに通じる大切なつながりを表す．

したがって，認知症の人の生活を支えるセラピストの役割とは，医療・介護の枠組みのなかで待って効果を示すことにとどまらず，これら「本人や家族がつながりたくなる資源を増やし，それぞれの資源につながりやすくなるようにハードルを下げること」とも言い換えられる．このことは，重度身体障害者（例えば，筋萎縮性側索硬化症の人）を在宅で支援する考え方と何ら違いはない．福祉機器や自助具，環境を整備することにより，必要な社会資源とアクセスしやすくなりさえすれば，どのような重度の認知症の人や家族であっても地域生活を維持することは可能になるはずである．

3 互助の地域を作るために

厚生労働省は2012年に健康日本21（第二次）の策定に向け，10年後の人口動態を見据えた「目指す姿」[3]を示した．それは，高齢者問題や認知症問題に限らず，出生率や総人口の減少，児童虐待対応数の増加，若年者の雇用情勢や過労死問題，単身世帯や高齢者世帯の増加，医療費の高騰，相対的困窮率や生活保護受給者数などを背景としたものである．主題を「すべての国民がともに支え合い，健康で幸せに暮らせる社会」とし，副題は，

- 子どもも大人も希望のもてる社会
- 高齢者が生きがいをもてる社会
- 希望や生きがいをもてる基盤となる健康を大切にする社会
- 疾患や介護を有する方でもそれぞれに満足できる人生を送ることのできる社会
- 地域の相互扶助や世代間の相互扶助が機能する社会
- 誰もが社会参加でき，健康づくりの資源にアクセスできる社会
- 社会環境の改善を図り，健康格差の縮小を実現できる社会

の７つである．

認知症問題はこれらすべてにつながっている．セラピストは，すべての当事者を病名で見るのではなくその人を見て，機能低下があるからできないと決めつけることなく，何ができて何ができないのか見極め，できる活動を奪うことなくできない部分を丁寧にサポートする．それを実現するには，早期から訪れやすくハードルの低い相談窓口を必要とする．地域に医療施設，介護支援事業所があっても受診すら躊躇するのはまだ本人･家族にとってハードルが高いということである．待つ側の支援者（認知症サポーターやセラピスト）の考えるハードルの高さと，利用する本人・家族の側が感じるハードルの高さには大きな差がある．だからこそ，初期認知症の人とその家族にとっての各社会資源へのアクセスが難しい理由を心理的物理的経済的に評価し対応することが必要である．

ここでいうアクセスとは，単に社会資源へ連絡を取りやすいというだけではなく，わがこととしてともに歩むパートナーのような“つながり”を作ることである．つまり，認知症については，理解することが大切な第 1 段階ではあるが，重要なことは，自分たちと何ら変わりのない同じ人間であり，一緒に活動を行い希望を見つけられるような支援があるかどうかが最も大切である．これから支援を受けようとする人も気兼ねすることなく相談し，支援をしようとする人も気兼ねなくパートナーとして過ごせるかという視点である．例えば，共通の目的をもって認知症カフェの運営等を行うことにより，セラピストも本人・家族も．お互いがパートナーのような関わりができ，はじめてそのつながりが真に深まり，互助の地域が作られていく（➡コラム（58 頁）参照）．

これ以外の背景も含めて，セラピストも多職種とつながり，自分や自分の子どもの世代と直接関連している「わがこと」として捉え，自身の勤務する職場とその周辺住民とともに地域活動を行うことが，当たり前になってはじめて本人や介護家族の願う互助の地域が育まれていく．

引用文献

1）Friedmann J：力の剥奪としての貧困．市民・政府・NGO，斉藤千宏ほか監訳，新評論，東京，114-121，1995
2）谷口明広：平成 18 年度厚生労働科学研究，障害保健福祉総合研究成果発表会報告書，地域づくりと関連した効果的な地域生活支援サービス体制の在り方と「地域力」の再構築に関する研究，第 1 部

研究成果報告（DINF 障害保健福祉研究情報システム），http://www.dinf.ne.jp/doc/japanese/resource/kousei/h18happyo/houkoku_2.html（2018 年 5 月 9 日閲覧）
3) 厚生労働省：健康日本 21（第二次）参考資料スライド集．9-10，2013，http://www.mhlw.go.jp/bunya/kenkou/dl/kenkounippon21_sura.pptx（2018 年 5 月 9 日閲覧）

参考文献

• 高見国生：ぼけ老人と家族―女の負担 男の出番―，ふたば書房，京都，1994
• 高齢者介護研究会：2015 年の高齢者介護～高齢者の尊厳を支えるケアの確立に向けて～，厚生労働省，2003，http://www.mhlw.go.jp/topics/kaigo/kentou/15kourei/index.html （2018 年 5 月 11 日閲覧）
• 杉山孝博：杉山孝博 Dr. の「認知症の理解と援助」，認知症の人と家族の会編，クリエイツかもがわ，京都，2007
• 稲葉耕一，永井良典：行政における認知症予防とまちづくり．OT ジャーナル 41：939-944，2007
• 今後の精神保健医療福祉のあり方等に関する検討会：精神保健医療福祉の更なる改革に向けて．厚生労働省，2009，http://www.mhlw.go.jp/shingi/2009/09/dl/s0924-2a.pdf（2018 年 5 月 11 日閲覧）
• 日本作業療法士協会：平成 25 年度老人保健健康増進等事業「認知症初期集中支援チームにおける早期対応につながる作業療法士の役割の明示とサービス構築に向けた調査研究」報告書，厚生労働省，2014，http://www.jaot.or.jp/wp-content/uploads/2014/07/H25rokenjigyo-ninchi-houkoku.pdf（2018 年 5 月 11 日閲覧）
• 苅山和生：「新オレンジプラン」のここに注目．日本作業療法士協会誌 35(2): 14-16，2015

（苅山和生）

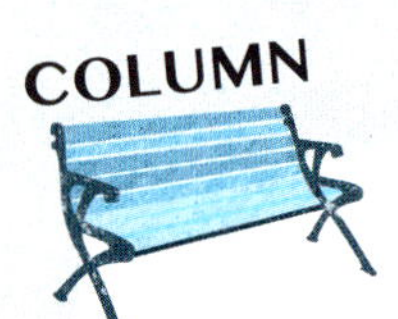

「認知症カフェ」の現状と家族の関わり

苅山和生

2012年，家族の会が認知症カフェの調査研究[1]を行ったときにはすでに「ラミヨ」は東京都目黒区で行政からも注目を集める認知症カフェとなっていた．その開設者は，ふたり暮らしだった母親が認知症になり，12年間自宅で介護し，その介護の最中に出会った「目黒認知症家族会たけのこ」の世話人となった竹内弘道氏である．97歳で母親を看取ったその後，近隣の住民同士で互いの絆を取り戻したいとの願いから，東京都目黒区の自宅の2階を改装のうえ地域に開放し，月に2回，認知症カフェ「Dカフェ・ラミヨ」をはじめた．2014年3月にこの竹内氏を代表として有志らが集まり，特定非営利活動法人Dカフェまちづくりネットワーク（略称NPO「Dカフェnet」）を設立し，次の4つを活動内容の柱として地域での活動を幅広く展開している．

①認知症カフェ＝Dカフェの運営：広く一般市民を対象に，認知症の人と家族を支える地域の交流拠点づくり
②学習・研修会，啓発イベントの実施：認知症セミナー，医療・介護セミナー，地域リーダー研修など
③広報活動：無料の認知症情報誌「でぃめんしあ」の発刊（年2回）
④調査研究事業：認知症ケア実態調査，マーケティング調査など

ラミヨの取り組みは徐々に周囲の病院や施設，飲食店などを巻き込み，表1のようなさまざまなDカフェが誕生していった．家族の会の調査で筆者が竹内氏に直接伺ったことと，「認知症の介護に対する効果的な支援の実施に関する調査研究事業報告書[2]の内容，現在のホームページの広報を総合すると，次のような経過のなかで家族の力を得ながら，Dカフェはここまで発展したきたとみられる．

- 介護保険導入後，デイサービス等が増え「家族会たけのこ」の会員数は減少傾向になっていたところへ，介護に困惑していた竹内氏が複数の家族の集いを見学し，次のような特徴に気付いた．
- 社会福祉協議会から助成金が得られ，区の保健師らの呼びかけによりボランティアが確保されている．
- 介護者である家族だけでなく，認知症をもつ本人も参加している．
- 保健師とボランティアが参加するため，本人と介護者をそれぞれ支援できる環境が整っている．
- 休日の介護者の集いを開催，そして自宅を開放するようになり「土曜談話サロン　ラミヨ」を開始した．
- 2014年から3年間，東京都の受託事業としてカフェの運営を行うこととなり，Dカフェがデイサービスの休日利用など複数の場所へと広がった．

表 1　目黒区の認知症カフェの実際

場所	名称 / スケジュール	特徴
民家の２階を開放	Dカフェ・ラミヨ 第２日曜 / 第４土曜　午後１時～４時	認知症ケアの情報を深く，広く，たっぷりゲットできる
デイサービス事業所内	Dカフェ・西小山 第１日曜　午後１時半～３時半	本人・家族・介護職が混然一体 みんなで一緒に
	Dカフェ・リハビリ工房 第３土曜　午後１時半～３時半	作業療法士の「ものづくり指導」で快機能の刺激
	Dカフェ・月光原 第３日曜　午後２時半～４時	さまざまなタイプの認知症の人の介護経験者が対応し情報を知ることができる
病院の一室または一部	Dカフェ・東が丘（東京医療センター） 第２水曜　午後２時～４時	相談 学習 アロマ マッサージ 在宅療養指導
	Dカフェ・さんま（厚生中央病院） 第３金曜　午後２時～４時	相談・指導 学習 アイデア小物づくり アロマ マッサージ
	Dカフェ・せらぴあ（三宿病院） 第２金曜　午後２時～４時	セラピストが認知症の「上手な暮らし方」を提案
訪問看護ステーション	Dカフェ・まちかど保健室 第４月曜　午前１２時～午後２時	看護師やベテラン介護者と認知症ケアの話、健康チェック
区営の大規模施設	Dカフェ・でんどう（田道ふれあい館） 第１土曜　午後２時～４時	アイデア小物づくり おしゃべり 体操 健康・介護相談
飲食店の店舗	Dカフェ・ＹＯＲＯ（養老乃瀧西小山店） 年４回・日曜不定期開催　午後１時半～３時半	勤労介護者やヤングケアラーの本音トーク

- 成功の背景として，相談への敷居を低くするピアサポートを導入していること，平日に行う介護家族の集いと定期的に休日に行う集いの両方を実施していること，運営スタッフが複数の集いに参加しているので，介護家族にいくつかの集いを紹介できること，があげられる．

以上によって，介護家族が参加できる場の選択肢が増え，相談や参加へのハードルがさらに下がっていきこれだけ大きな展開へと広がったと考えられる．

引用文献

1）認知症カフェのあり方と運営に関する調査検討委員会：認知症カフェのあり方と運営に関する調査研究事業 報告書，認知症の人と家族の会，10-19，2013，http://www.alzheimer.or.jp/pdf/cafe-web.pdf（2018 年 5 月 9 日閲覧）
2）野村総合研究所：認知症の人の介護に対する効果的な支援の実施に関する調査研究事業報告書．56-68，2015，https://www.nri.com/~/media/PDF/jp/opinion/r_report/syakaifukushi/201503_report.pdf（2018 年 5 月 9 日閲覧）

参考文献

• 武地 一編著・監訳：認知症カフェハンドブック，京都認知症カフェ連絡会，NPO 法人オレンジコモンズ協力，クリエイツかもがわ，京都，2015

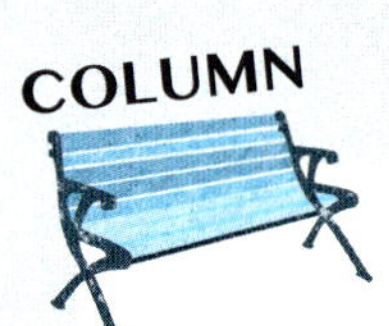

「認知症の人と家族の会」の活動—歴史とその活動，近年の展開

苅山和生

家族の会の歴史

1980年（昭和55年）1月に「呆け老人をかかえる家族の会」という組織が，日本にはじめて誕生した．京都で家族の会が結成されるということを，新聞記事で知った人たちが全国から約90名集まった．集まった人たちは，涙ながらに日々の介護のつらさを語り，そして自分ひとりだと思っていたのに，こんなに同じ苦労している人々がいること，自分よりもっと大変な人がいることも知った．当時は，行政の「痴呆性老人対策」は皆無，社会的関心も低く，認知症に対する偏見や差別が強く残っている時代だった．家族は何らの社会的援助も受けず，まわりの無理解のなか，やるせなさとつらさに耐えて孤独に介護を続けていたため，仲間がいることを知ったことで参加者は大きな励ましと勇気を得た．このとき，現在のように全国に支部をもつ組織を考えていたわけではなく，参加した人たちは，家族が集まり話し合うことがどんなに大切なことかを知り，それぞれの地でつどいを開き始めた．これが「支部」の始まりで，京都以外で最初につどいが開かれたのは，岐阜，その年のうちに，東京，愛知，千葉，静岡でもつどいが行われ，それぞれ支部へと発展し，すべての都道府県に広がっていった．

家族の会の変遷

1980年1月20日「呆け老人をかかえる家族の会」を京都で結成：支部数7 会員数（結成総会出席者数）90名

1994年4月1日～	社団法人呆け老人をかかえる家族の会	法人格を獲得
2006年6月3日～	社団法人認知症の人と家族の会	名称を変更
2010年6月1日～	公益社団法人認知症の人と家族の会	現名称に変更
2014年6月7日～	沖縄県が加わり47都道府県すべてに支部が開かれた	
2018年3月で	会員数11,236名	

現在の活動

家族の会は主に以下を3本柱として活動に取り組んでいる．

（1）つどい

「自分は一人じゃない，仲間がいる」と知ることができ，介護を経験してきた先輩介護家族がさまざまな介護の工夫や心理面の支援をする家族による家族と本人のための集まりである．全国で47都道府県支部にさまざまなつどいが開催され，2016年度には年間4,237

回で各都道府県に年間100回近くのつどいがある．のべ53,567人が参加しており，会員全員が年に4回以上利用できるほどの頻度と回数である．その種類は，中心が「介護家族のつどい」で，他の人の介護体験を聞いたり，自分の介護体験を話したりしている．他に，「本人・若年のつどい」として，認知症の人本人が集まり，自分の状況や悩み，生活の様子を話し合い，仲間とのつながりが，生きる勇気につながっている．実施している支部はまだ少ないが「男性介護者のつどい」もあり，食事，清掃，身の回りのことに不慣れな男性が，人に頼らず自分ひとりで抱え込む時期に，同じ男性同士，悩みを語り合っている．

（2）会報の発行

すべての会員には，毎月会報「ぽ～れぽ～れ」を送り，「本人と家族と社会をつなぎ勇気を与える」をモットーに，1980年から2018年1月で450号を迎えている．またホームページでは，会報に掲載された一部（抜粋）をPDFで閲覧できる．多くの支部で支部独自の会報を発行している．

（3）電話相談

全国を対象としたフリーダイヤルと，すべての都道府県で電話相談を実施している．
フリーダイヤル（全国対象）0120-294-456　受付時間10：00～15：00（土日祝，夏季・年末年始除く）

他：すべての都道府県支部による電話相談の窓口を準備している（表1, 2参照）．

家族の会本部のホームページは各都道府県支部へリンクされている．

その他の重要な活動として（4）～（6）がある．

（4）世界アルツハイマーデー協賛イベントと国際交流

世界アルツハイマー月間1994年「国際アルツハイマー病協会」（Alzheimer's Disease International，略称ADI）は，世界保健機関（WHO）と共同で毎年9月21日を「世界アルツハイマーデー」と制定し，この日を中心にアルツハイマー病の啓蒙イベントを実施している．わが国でもポスターやリーフレットを作成して，認知症への理解を呼びかけ，全国の支部が一斉に街頭での宣伝活動をしたり，「世界アルツハイマーデー 記念講演会」などを開催したりしている．

国際アルツハイマー病協会に加盟している日本では唯一の団体であり，2004年，2017年の2回，世界中の関係者を集めた国際会議を開催した．また，世界各地で開催される国際会議や，アジア太平洋地域会議に代表団を派遣して，情報発信・情報収集を行い，国内外の本人や家族はもとより，専門家や政策立案者に至るまで大きな影響力をもつイベントを展開している．

（5）全国研究集会

1985年から「認知症の人と家族への援助をすすめる全国研究集会」を毎年開催し，各県持ち回りで実施している．家族の会の研究集会は，先駆的で重要と思われる活動が紹介，報告され，専門職でも介護家族でもボランティアでも，自由に参加でき，発言できる他に

表1　家族の会の都道府県支部電話相談窓口一覧表

支部名	相談時間帯	TEL
北海道	電話相談（月～金 10～15時）	011-204-6006
青　森	支部連絡先	0178-35-0930
	電話相談（水・金 13～15時）	0178-34-5320
岩　手	支部連絡先	0192-61-5070
	電話相談（月～金 9～17時）	0197-64-5112
宮　城	電話相談（月～金 9～16時）	022-263-5091
秋　田	（月 10時30分～14時）	018-866-0391
山　形	やまがた認知症コールセンター（月～金 12～16時）	023-687-0387
福　島	支部連絡先	024-521-4664
茨　城	支部連絡先	029-828-8089
	電話相談（月～金 13～16時）	029-828-8099
栃　木	支部連絡先	028-666-5166
	電話相談（月～金 13時30分～16時）	028-627-1122
群　馬	群馬県社会福祉総合センター 7F（月～金 9～17時）	027-289-2740
	電話相談（月～金 10～15時）	
埼　玉	支部連絡先	048-667-5553
	電話相談（月～金 10～15時，水・木は若年優先）	
千　葉	千葉県社会福祉センター 3F（月・火・木・13～16時）	043-204-8228
	電話相談・ちば認知症相談コールセンター（月・火・木・土 10～16時）	043-238-7731
東　京	（火・金 10～15時）	03-5367-8853
	認知症てれほん相談（火・金 10～15時）	03-5367-2339
神奈川	（月・水・金 10時～16時）	044-522-6801
	かながわ認知症コールセンター（月・水 10～20時，土 10～16時）	0570-0-78674
	よこはま認知症コールセンター（火・木・金 10～16時）	045-662-7833
山　梨	支部連絡先	055-227-6040
	認知症コールセンター（月～金 13～17時）	055-222-7711
長　野	支部連絡先	026-292-2243
	電話相談（月～金 9～12時）	026-293-0379
新　潟	支部連絡先	025-550-6640
富　山	電話相談（夜間毎日 20～23時）	076-441-8998
石　川	（木 13～17時）	070-5146-1025
福　井	嶺北認知症疾患医療センター	0776-28-2929
	電話相談	0776-22-5842
岐　阜	支部連絡先	058-214-8690
静　岡	支部連絡先	0545-63-3130
	認知症コールセンター（月・木・土 10～15時）	0545-64-9042
愛　知	支部連絡先	0562-33-7048
	認知症介護相談（月～金 10～16時）	0562-31-1911
三　重	支部連絡先	059-227-8787
	三重県認知症コールセンター（月･火･木･金･土 10～18時）	059-235-4165
滋　賀	支部連絡先	077-567-4565
	フリーダイヤル電話相談（月～金 10～15時）	0120-294-473

例を見ないユニークな研究集会である．これとは別に2017年には，「本人（若年）のつどいを考え，広める研修会」として，65歳未満で発症された本人を支援する「つどい」について，埼玉県作業療法士会と家族の会埼玉県支部の協働での活動がモデルとして取り上げられ，全国の支部の世話人が集まり大きな注目を集めた．

（6）提言・要望

認知症の人の介護は，家族だけの力では限界があり，どうしても社会的に支える制度が必要なため，結成以来一貫して，国，地方自治体に対して政策 の充実を求める要望活動を行っている．

支部名	相談時間帯	TEL
京　都	支部連絡先	075-811-8399
	京都府認知症コールセンター（月～金 10～15 時）	0120-294-677
大　阪	電話相談（月・水・金 11 時～15 時）	06-6626-4936
兵　庫	しあわせの村内（月・木 10 時～17 時）	078-741-7707
	電話相談（月・金 10 ～ 16 時）	078-360-8477
奈　良	（火・金 10～15 時，土 12～15 時）	0742-41-1026
和歌山	ほっと生活館しんぼり内（コールセンター家族の会 月～土 10 ～ 15 時）	073-432-7660
鳥　取	電話相談（土・日 10～18 時：携帯電話への転送対応）	0859-37-6611
	鳥取県認知症コールセンター・若年認知症サポートセンター（月～金 10～18 時）	
島　根	出雲保健センター内（月～金 10～16 時）	0853-25-0717
	島根県認知症コールセンター（月～金 10～16 時）	0853-22-4105
岡　山	電話相談（月～金 10～15 時）	086-232-6627
	おかやま認知症コールセンター（月～金 10～16 時）	086-801-4165
広　島	県健康福祉センター 3F（事務所・相談 月・水 10 ～ 16 時）	082-254-2740
	広島市認知症コールセンター（月・水 12～16 時）	082-254-3821
	相談室　広島県健康福祉センター内（火 13 時～16 時 30 分）	082-553-5353
山　口	電話相談（月～金 10～16 時）	083-925-3731
徳　島	支部連絡先	088-678-8020
	徳島県認知症コールセンター（月～金 10～16 時）	088-678-4707
香　川	支部連絡先	087-823-3590
愛　媛	電話相談（月～金 9～16 時）	089-923-3760
高　知	支部連絡先	088-821-2694
	電話相談（コールセンター家族の会 月～金 10～16 時）	088-821-2818
福　岡	（火・木・金 10 時 30 分 ～ 15 時 30 分　第三火曜を除く）	092-771-8595
	福岡県認知症介護相談（水・土 11 時～16 時）	092-574-0190
佐　賀	支部連絡先	0952-30-8704
長　崎	支部連絡先（火・金 10～16 時）	095-842-3590
熊　本	支部連絡先（水曜日除く毎日 9～18 時）	096-223-5164
	電話相談（熊本県認知症コールセンター 水曜日除く毎日 9～18 時）	096-355-1755
大　分	（火～金 10～15 時）	097-552-6897
宮　崎	支部連絡先	0985-22-3803
	電話相談（宮崎：月・水・金 9～16 時）	
鹿児島	鹿児島県社会福祉センター 2F（月～金 10～16 時）	099-257-3887 099-251-3928
沖　縄	支部連絡先	098-989-0159（仲里）

公益社団法人 認知症の人と家族の会（2018 年 6 月現在）
のマークがある支部はホームページがあります．各開室日は祝日を除きます．
のマークがある支部は呼び出しです．

表 2　公益社団法人 認知症の人と家族の会（本部）

	相談時間帯	TEL
公益社団法人 認知症の人と家族の会	京都社会福祉会館 2F	075-811-8195
	フリーダイヤル電話相談（月～金 10 時～ 15 時）	0120-294-456

第5章 認知症者の家族支援の実践例

1. 家族への支援例

a アルツハイマー型認知症―家族の視点・ニーズに焦点を当てたICF

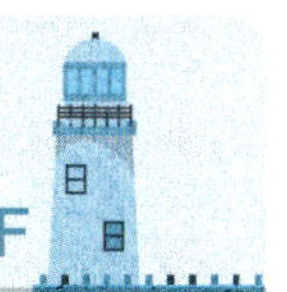

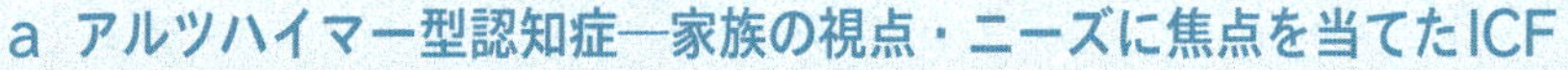

事例　アユコさん：70代後半の女性

▶ アユコさんのこれまで（表1）

瀬戸内海のみかん農家の末娘として第二次世界大戦中に生まれる．5人の兄姉は歳が離れていたため，特にかわいがられて育ち，活発な子供時代を送った．戦後，成人する頃には高度経済成長期で，造船業の事務職員として勤務．会社のバレーボールチームにも入っていたスポーツウーマンである．その後，近隣の6歳年上の小学校教師と見合い結婚．夫の両親と同居しながら主婦として，一男一女を育てた．長男が結婚し初孫が生まれた頃に，夫が定年間際で早期退職をして，夫婦で国内旅行を楽しんでいた．シニアの卓球クラブにも所属し，近所の神社の行事にも積極的に参加して明るく社交的で活発な日々を送っていた．

60歳になり間もなく，夫が横断歩道を横断中に自動車事故に遭い，意識のもどらぬまま2日後に他界した．以後，しばらくは抑うつ状態が続いていた．当時から現在まで，長女（当時20代現在40代）との2人暮らし．現在の長女の仕事は，内科医院の医療事務で週32時間程度の勤務，半日程度の勤務も可能で，比較的に介護に合わせての勤務時間の自由度は高い．長男（現在50代）がいるが遠方で作業療法士をしており，認知症の医療と福祉には明るい．住居は持ち家で，世帯収入は，長女の給与とアユコさんの年金に加え亡くなった夫の蓄えもあり，贅沢をしなければ，長男からの援助を必要としない程度の経済状況にある．

▶ 住んでいる町の情報

- 地域包括支援センターは，市内で5つ（支所を含めると8ヵ所）ある．
- 470km^{2}に約10万人が住み，2015年時点で，2010年からの人口増減率は年間－4.29%，高齢化率は32.6%．
- いずれも全国平均値は－0.75%，26.3%であり，人口減少率・高齢化ともに進行の早い地方市である．ただし，タクシー会社は数多く，自家用車を持たない高齢者世帯でも医療機関等への移動手段は比較的確保できる．

▶認知症のはじまり

60 代後半にかけて徐々に抑うつ気分も安定し，日常生活での他者との交流も増えてきた．友人と買い物に行ったり，プロ野球観戦をしたり，時には海外旅行へも行けるまでに回復していた．

そんなある日，いつも隣町への買い物を共にしている友人から「駅で待っているのだけど，どうして来ないの！」という怒りの電話があった．長女が受けてアユコさんに伝えたが，「そんな約束はしていない，どうしてそんなに怒られないといけないの」と逆に憤慨．以後，友人とのつながりが少しずつ遠のいていった．家から出歩くことが減り，長女との接点となる時間が増えてくると，長女の不出来な部分（料理や掃除など）に不満をもらし，徐々に衝突が増えた．長女は，いつもと異なる言いがかりや，記憶が断片的であることを不安に感じ，遠方に住む長男に相談をした．

長男は電話で，長女の不安について傾聴し，数日後実家へ戻り，長女と最善の選択をするため相談を行った．認知症の初期症状が顕著であり，長男の知る基礎知識と，予後予測を伝え，受診を促した．後日，脳神経外科の診療所を受診し，MRI 等の検査でアルツハイマー型認知症の疑いと診断され，アリセプトが処方された．

約 2 週間は服薬するも，めまい，吐き気，息苦しさなどの副作用が顕著に表れ，長女の判断で服用を中止した．副作用の症状はすぐに治まったが，本人の拒否もあり診察も中断となった．また，アユコさんは若いころから甘いものや果物が大好物で，50 代後半に総義歯となっており，認知症の診断の 6 年前から糖尿病も合併していたが，元来の医者嫌いで，かかりつけ医に通うことすら億劫となり，4 年前から診察も服薬も途絶えていた．その他，身体的既往歴には，40 代後半で腰椎椎間板ヘルニアの手術をしているが，自転車に乗り，1 時間以上の散歩ができるまで完治している．

以後，2～3 ヵ月に 1 度，長女から長男へ具体的な対応に苦慮したときの相談があるも，電話での回答のみで長女が対応を工夫し生活は安定，長女も介護に自信がついてきた．また，孫（長男の子）が大学に通う 4 年間，アユコさんと長女の家に同居していた．この間は，孫の食事のことや，洗濯・掃除など家事での役割が明確であったこと，孫との会話があったことなどが適度な役割となったためからか症状は安定し，病状の進行も緩やかで活動性はほぼ維持されていた．ところが，孫の大学卒業に伴い，2 人暮らしに戻り，日中の本人の過ごし方が一変し，活動範囲や家事の量，会話量，趣味の散歩の行動範囲も狭まっていった．以前は片道 40～50 分，往復で 2 時間も当たり前だった散歩が，現在は片道 10～15 分程度になった．テレビも，見て楽しめる番組が減り，長時間は見られなくなってきた．

なお，ここでいうアルツハイマー型認知症の軽度，中等度，重度，終末期は，生活機能の評価によって進行段階を示した Functional Assessment Staging of Alzheimer's Disease（以下，FAST）[1] のステージを用いて整理する．アユコさんを例としてアルツハイマー型認知症の進行の過程を FAST と合わせて表 2 にまとめた．

表 1　アユコさんの略年表（要介護認定以前）

	10代	20代	30代	40代	50代	60代	70代
生活歴	6人兄姉の末娘 甘いもの好き	見合い結婚 夫の両親と同居 長男出産	専業主婦 長女出産	夫の両親ともに自宅で看病し看取る	友人との旅行が趣味 長男結婚	夫が交通事故で他界 初孫が誕生	人付き合いが減る 一時孫と同居
既往歴 合併症等	健康	健康	健康	急に歩行困難となり腰椎椎間板ヘルニアの手術	自転車に乗れ長距離の散歩も可能 総義歯	夫の死後抑うつ状態になるも徐々に回復 糖尿病の診断	アルツハイマー型認知症と診断

表 2　FAST（Functional Assessment Staging）とアユコさんの認知症の経過

FASTによるアルツハイマー型認知症の経過

Stage 1	Stage 2	Stage 3 境界	Stage 4 軽度	Stage 5 中等度	Stage 6 やや高度	Stage 7 高度
正常	年齢相応	職場などで複雑な仕事等が困難になる	金銭管理・買い物などで支障が生じはじめる	気候や目的に応じた着替えや入浴を嫌がり，助言が必要	失禁などもみられ排泄・入浴に介助が必要となる	言語・歩行・座位・笑う機能の喪失

アユコさんの認知症の経過

		初期	軽度	中等度	重度	終末期
心身機能	記憶	時折誤りがある	周囲が気付くほど約束や場所の間違いが増える	普段使用している家電の使い方がわからない	身近な人の名前が出てこない	覚醒度・意識レベルが低下する
	心理	気分に波・ムラ	激しい葛藤・混乱・困惑	苛立ち・諦め・抑うつ	退行・子供返り	表情も含めて情緒的反応が乏しくなる
	言語	清明	部分的に不十分	言葉が出にくくなる	発語が減少	語彙がわずかになる
	運動	活動量を維持	同じような行動が増えていく	徐々に運動量が減少していく	易疲労性が高まり，横になりがち	嚥下障害がはじまり，水分摂取が困難になる
活動・参加	ADL	ほぼ維持	ほぼ維持	入浴，整容などが困難になる	更衣，食事動作が要介助になる	排泄，起居・座位保持も困難
	IADL	ほぼ維持	金銭管理，買い物などで失敗がある	掃除，洗濯が困難になり，料理を失敗することが増える	すべてのIADLが要介助になる	全介助
	参加への意欲	雰囲気により意欲が激変	周囲の対応により意欲が変化しやすい	周囲が作る雰囲気によっては素直に反応し意欲的になる	徐々に雰囲気に対しても反応が乏しくなる	意思・意欲の表出は困難
	地域活動への参加	頼まれれば参加できる	誘いに応じないことも多くなる	ほぼ自らの参加は困難になり，拒否も多くなる	介助ありで参加すると笑顔になることもある	全介助

以下，アユコさんと家族（長女）への支援の具体例を，アユコさんの認知症の経過に沿って示す（表 3）．認知症の進行に基づく生活機能面について，国際生活機能分類（ICF）の心身機能・活動と参加，環境に分けて表にまとめた（表 4～7）．なおアユコさんは，中等度の段階で介護認定を受け，個別ケア会議で支援の方針が決まった．その過程については糖尿病への対応も含めて第 5 章 4 a で詳しく示す．

▶出会いの時期でのセラピストの留意点

（1）本人に対して

- 笑顔とはっきりとした声で聞きたいことや，伝えたいことに気持ちを乗せて伝える.
- 違和感のある発言や，奇異な行動があってもすぐに静止や代理行為はせず，しばらくは一緒に行動してみる.
- 聞くことが可能であれば，どうしてそれをしようとしているのか理由をたずねてみる.
- そのとき，「どうしてこうしないのですか」と問いただす質問の仕方になると，否定をしているように受け取られることに留意し，「どこが難しかったのですか？」「これが辛いのですね」などと和やかに問いかける.
- 医療や介護につながることについて焦っているそぶりを見せず，強引にならないようにする.

（2）介護してきた長女に対して

- たくさんの不安や相談を受けるなかで，時間を惜しむような対応になり対応の案を次々に示すのは家族にとって辛いこと，まずはその相談をしてくださっていることに対して十分な感謝と慰労をする.
- これまで一生懸命介護してきた努力を肯定し賞賛する.
- 自分ではどうしようもないと思って頼ってきたのだから，情報はわかりやすく，できれば未来が明るく見えるように伝える（メモや絵図を多用する）.
- 自分がやることがなくなる，否定されたみたいに感じてしまわれないよう留意しながら，専門家に頼みたい点はどこかを丁寧に確認する.
- 忙しさを全面に示してしまうと相談者は遠慮をしてしまい，自ら時間を切り上げようとして，話す内容が簡素化されすぎることもあり，正確な情報収集につながらなくなるため，常に時間にゆとりをもつ.

（3）セラピストの基本姿勢

- 面談のときには十分な時間を確保し，複数のスタッフで対応するよう心掛ける.
- 対応している部屋の室温，騒音や雑音，その他気になる刺激がないかどうか確認する.
- 高齢介護者の場合話がまとまらないことも多いが，時間がかかっても聞こうとする姿勢を示し，焦る必要がないことをしっかりと伝える.
- 家族がこれまでとってきた行動とは異なる別案を提案しても，家族が受け入れてくれて，やっていただけるようにお願いする姿勢が重要である.
- 同時に，明るく具体的に提案をし，自分が一緒に悩むことをパートナーのように続けていくことも示す.
- 家族の役割を認め，家族と一緒となって本人を支えますよという姿勢を言動の中でにじませること.
- 支援の優先順位について，誤解を招かないように丁寧に説明し，他の急用が入った場合には謝罪を含めて予定変更のお願いをすること.

表 3　介護家族宅でのはじめての面談時のポイントと支援の例

	ポイント	具体的支援の例
面談序盤	長女の体調はどうか，本人はどのような環境で日々暮らしているか	面談している部屋の室温，室内外の騒音や雑音，その他気になる刺激がないかどうか確認し調整する
	長女の時間に対する意識はどうか，焦っているか余裕があるか	相談していただいたことに対して十分な感謝を伝え，面談可能な時間を最初に確認しその時間を守る
	精神科または認知症の専門家と話すことへの特別な感情（不安・緊張・偏見）はないか，あるとしたらどの程度大きな不安か	たとえ，病気や来訪者の所属施設に対する偏見が感じられても，安心してもらえるような雰囲気を作る（親しみやすい服装や持ち物，最初の話題等が重要）
	本人（母親）の機能面や行動面は事実に近いものを伝えてくれているか（話のつじつま）	できていることを伺った後，類似機能を使う作業活動ができそうかどうかを一つ二つ問いかけ確かめる
	相談や支援の内容について，誤解や遠慮をされていないか（希望を言いやすい関係作り）	話すことを焦る必要がないことを伝え，時間がかかってもしっかりと聞こうとする姿勢を保つ
中盤	認知症の理解度はどうか（事例の場合は長女だが高齢な家族の場合なら特に重要となる）	認知症に関する情報はわかりやすく，予後予測も可能な範囲で伝えてみる（メモや絵図を多用する）
	自分（長女）が話した情報について，スタッフの表情などの反応を気に掛けやすいか	長女から情報をいただくことに対する労いや感謝の意を，自分と長女の双方の表情を意識しながら返す
	長女は自分が介護してきた内容をどう捉えているか，OTからの賞賛を素直に受け入れてくれるか	これまで一生懸命介護してきた努力について，具体的な部分を見つけ，肯定し賞賛する
	介護に関するアドバイスや実際の支援を受けることに対する抵抗感はあるか（もっと支援してほしい部分は何か）	専門家や関係機関ができる役割を示し，OTは介護のパートナーとしてあなたと一緒に本人の支えになることを伝える
	自分がやることがなくなると感じられていないか（自分の役割を奪わないでほしい部分は何か）	否定されたように捉えられないよう注意しながら，専門家や関係機関に頼みたい点を少しずつ確認する
終盤	認知症と糖尿病の両方が進行しているため，支援は特にどこを期待しているか（優先順位）	どのように支援計画が進んでいくのかスケジュールを伝え，その中で急いでほしい点を問いかける
	長女のこれまでのやり方よりも，良いアイデアを伝えた時にそれを受け入れてもらえるか	長女が「実際にやってみようと思う」「それならやってみたい」と言える内容を提案する
	長女の生活が勇気づけられるような情報，希望につながるような情報は何か	一般的な介護のヒント，使えそうな社会資源の情報（緊急時の連絡先含む）の中から絞って伝える
	介護の中で注意喚起しておいたほうがよいことはありそうか，あればどう伝えるか	不安な場面を具体的に問いかけ，一場面について２～３のアイデアを提案し，長女の受け止め方を確認する
	次回もまたこのスタッフに会いたいと思っていただけるには何が必要か	介護家族としての次回までの留意点や，今回の話を簡単にまとめた振り返りメモなどを添えて面談を終える

1 軽度の時期

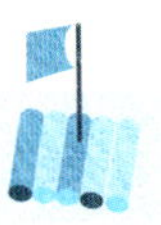

この時期にはまだ，認知機能低下や記憶障害が軽度であり，日常生活動作（ADL）はほぼ自立，手段的日常生活動作（IADL）に一部（例えば買い物での複雑な計算や，お客を招いての夕食の計画）で困難がみられる程度なので，仮に受診できたとしても診断や介護認定は受けられないことも多い．そのため，セラピストが出会えることが少ない．しかし，もしも認知症初期集中支援チーム員として自宅訪問ができる場合などでは，セラピストとして工夫できる点は多く，家族介護の入り口として大切な時期である．

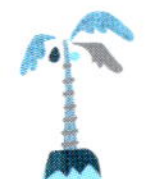

この時期におけるセラピストの対応の例（本人の様子 / 家族の様子 ➡ セラピストの対応）

本人が「私は，もうバカになってしもうた」と自分を卑下し，ペットボトルのキャップをうまく締められないで困ると，時折キャップを投げつけ苛立ちをあらわにする / 長女はそんな本人を見て「もうどうしていいかわからない」と疲弊していたときもある．
➡すぐにしてあげるのではなく，本人の気分の波に応じた見守り（待つ）対応を心掛け，自分でできる役割を少しでも多く行ってもらう．負担や失敗のない程度で，記憶や言語機能を賦活する活動を行う．

長女には，そのような対応を見てもらい，少し待つことで気分の波がおさまることを理解してもらうと同時に，待てない自分を責めないように心理的に支援する．

表4 軽度 アユコさんの状態と本人・家族に対するセラピストの支援

	本人の状態	家族の心境や状況	セラピストから本人への支援	セラピストから家族への支援
心身機能	• 認知機能は日常生活に支障をきたさない程度維持されているが，周囲が気付くような約束を忘れ，場所の間違いなどが時折ある • 一時または一部であるため，本人も周囲も状況がわからず混乱しやすい心理的葛藤があり，感情的に落ち込みやすい(または怒りやすい)	• 家族よりも周囲の人が不調に気づく場合が多いため，事実確認や調整が高頻度になる • 時に周囲との関係が悪化することもあり，心理的に疲労することが増える	• 廃用症候群のことをわかりやすく説明し，毎日，適度に頭と身体を使うことをお勧めする • 趣味活動や気晴らしになることは何かを見つけて，それが記憶・心理・言語・運動機能にどう影響するかを評価しておく	• 不安を傾聴しながら，これまでの介護努力への賞賛をする • 予後についての見通しを伝えながら，認知症に対応できる医療機関や介護サービスの情報を提供する
活動・参加	• 自分の記憶などの落ち度を指摘されそうな場には，行きたくないが，自転車で買い物をすることや，散歩など自分のペースでできることはまだまだ1人で行いたい • 買い物の買い忘れや重複が目立ってくる • 料理の一部で味付けが変わってきた(調味料の入れ忘れ等)	• 冷蔵庫や食糧庫の中に，必要なものの買い忘れや，不必要なものの買い過ぎによってその処理を行うことに疲れる • 失敗をしてほしくないから行動範囲や金銭管理を制限したいと思いはじめる	• 可能な限り，運動・食事・整容・外出・趣味活動・休養をこれまでのペースで行うことをお勧めする • 自分だけで行うよりも，家族や友人等にこまめに予定の場所や行うことの確認をする習慣をつけることをお勧めする	• 機能の低下は進行しても，活動性は環境や周囲の人の工夫次第で，低下進行を緩徐にできることを伝える • 家庭内外でできる役割分担など具体的な援助手段を提案し，試しにセラピストが行ってみる
環境	• 少しずつ本人と距離を置く人が出てきたり，家族にのみ重要な話をして本人と話さなくなる人が増えたりする • 町内会の寄り合いなどは定期的にお誘いがあり，近所の神社の行事の知らせも，季節に応じて連絡が入る • 長女は免許あるも，自家用車はない • 自動車で10分圏内に，ショッピングモール，医療機関，地域包括支援センターなどがあり，最寄りのスーパーまでは徒歩20分	• 本人の仲の良かった友人が離れていくことが悲しい • 町内会の寄り合いや神社の行事には長女も一緒に出掛けるよう促している • 自動車免許を持つも運転はしない • 買い物等には，自転車を利用している • 大きなものは配達を頼んでいる	• 人と会うのが億劫になる時期であるため，外出しやすい場所を見つけ，一緒に行ける友人・知人を見つけることを支援する • 注意すべき点として，本人の運動能力は保たれながら認知機能が低下するので自転車の運転や，散歩などで事故にならないよう特に留意する	• 認知症の人と家族が集まることのできる場を探して紹介する • 医療機関等での相談時には，送迎バスの有無やタクシーの割引サービスの有無などの情報提供を行う • 時々であればタクシー利用は可能かどうか，経済的な負担も配慮しながら家族が利用可能な窓口を探して提案する

2　中等度の時期

　最近の出来事について記憶や説明ができなくなり，簡単な計算なども困難になる．家電の操作，金銭管理，適切な衣服選びなどの生活技能は徐々に困難になり，家族等の援助が必要になる．次第に自分の生い立ちについての記憶が薄れ，問われても答えが曖昧になる．特に社交上あるいは精神的に困難な状況に出会うと，引っ込み思案になったり，逆に感情的に強く反応したり，疑心や妄想（例：介護者を詐欺師だと信じ込む）などさまざまな行動上の症状が現れたりするのもこの時期である．

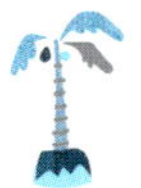

この時期におけるセラピストの対応の例
（本人の様子 / 家族の様子 ➡ セラピストの対応）

　短時間（30分程度）の間に「何時に墓参りいくのかねえ」と何度も聞いたり，「今すぐゴミ出しに行かないといけない」と何度も言い張ったりする / 長女は「○時まで待って」と繰り返し答えるが，言葉が届かないで同じ質問を繰り返されると苛立ちが増し大きな声や強い口調になってしまう．

➡説明が届かないときに，洗い物などの作業や役割を見つけ，落ち着いてもらえる作業の一部を一緒に行う．主に，運動と記憶を賦活するように，本人の過去の記憶に照らし合わせ興味関心をもつような写真や動画などを用いて視覚も聴覚も刺激しながら「いつもお昼前にはお墓参りへ行ったね」などを穏やかに伝える．

　長女には，一緒にできそうな家事を行いながらも，昔好きだった音楽などその場で工夫できることを伝え，本人がリラックスして作業しやすく話題を受け入れやすい環境作りを提案する．

表5 中等度 アユコさんの状態と本人・家族に対するセラピストの支援

	本人の状態	家族の心境や状況	セラピストから本人への支援	セラピストから家族への支援
心身機能	• 好きなテレビ番組を見ていても楽しめないとか，意味がわからないという • 楽しみにしていたこと（外出等）であっても，「今日は行きたくない」と言ったり，「もう迎えが来るから玄関で待っている」と言ったりして焦燥感をあらわにする • 活動でできないことが増えるため，諦めや抑うつ状態が増える	• 夜間，何度も起こされて不眠状態が続くことがある • 本人から否定的感情をぶつけられると気分的に落ち込み，本人に対して怒りたくなることも増え始める • 相談したいときに相談できないと不安が募り悲しくなる	• デイケアなどへの参加を促し，日中の活動性を維持することにより，一定の運動量を保つ • 食事では，栄養バランスと総カロリー摂取量をコントロールし，糖尿病の悪化を防ぎ，可能な限り改善に努める	• 記憶力低下に伴い，自分のしたことを忘れたり，介護した内容などを忘れられたりすることへの悲しみを傾聴し支える • 介護に伴う身体疲労の蓄積に対するケアを行う
活動・参加	• テレビやエアコンのリモコン操作がしづらくなり，電子レンジやグリルの操作を誤り，焦げ付かせることなどがある • 入浴したがらなくなり，更衣の頻度が減ってくる • 生活道具の不適切な利用などが目立ってくる（例：ズボンにベルトを通すのが難しくなり，手近にある洗濯ばさみでズボンを止めている） • デイケアの利用には抵抗あるも，行けば場に慣れて場には馴染み，歌ったり，会話を楽しんだりできる • 半面，記憶が断片的にあり感覚的に辛いことが頭をよぎると「行きたくない」「つまらない」と繰り返しつぶやくなど，気分の変動が大きくなる	• 物がなくなったと不安になる本人に対して，一緒に探し物をすることと，見つけるまでの本人の不安をなだめることに心労が絶えない • 大切な電話連絡先などをしまい込んで，ありかがわからなくなるなど，自分のものや家のもののしまい込みに対して常に気を張って警戒しないといけない気苦労が続き疲労も蓄積している • 火の元や戸締りについて任せられなくなり，家庭内を閉鎖的・制約的に使用したくなる（本人が使用できるものを制限していくことが増える）	• 家庭内でできなくなったことを深く問いかけるようなことはせず，できる限り日常生活の作業の中で評価する（例：「ごはんは自分で作っています」と言われたとき，ガスの使用や食器の洗い方，冷蔵庫内の片付き具合などから，生活能力を総合的に評価する） • できるところを見つけてその活動を習慣的に継続することや，条件や環境を整えたらできることを見つけてその状況を整える（例：他の家事動作に比べて，食器洗いと洗濯物を干して取り込むことはできるので，それをどう継続するか本人・家族と相談しながら，役割や環境調整を行う）	• 同じことを繰り返し話してくることや，自分の姿が少し見えなくなると追ってくることなどに，理由があることを伝え，適度な対応と適度な家族自身の息抜きのバランスを覚えてもらう • 必要であれば，定期的に会える専門職（セラピスト以外も含む）を複数紹介して，不安や辛さをため込まないことに努めてもらう • 電子レンジやグリルの使用について本人とのルールを提案したり，家庭内で工夫できる物の置き方などの相談に応じる
環境	• 要介護1が認定され，下記の介護サービスが利用できるようになる • デイケア週6回利用 • ヘルパー（身体介護）週6回1時間利用	• 相談窓口に行くにはタクシーの利用が欠かせなくなる • 経済的負担が増加	• 個別ケア会議に向けた評価を行う • ショートステイを想定して，外出・外泊への慣れ（本人の受け入れ）が可能かどうかを試験利用で確認しておく	• 必要に応じて相談窓口へ同行する • 短期入院またはショートステイを受け入れてもらえる施設情報を収集し，家族のニーズに応じて紹介する

3　重度の時期

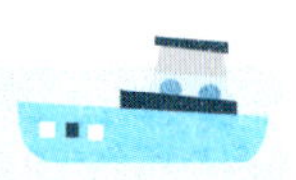

　記憶障害が進行し，言動や情緒面で大きな変化がみられたり，通常の日常生活活動に大幅な手助けを必要としたりする．最近の経験および出来事，周囲の環境についてほぼ認識できず，配偶者や身近な介護者の名前を頻繁に忘れるが，通常は知り合いと知らない人の顔を見分けることができる．日中用の洋服の上に寝巻きを重ねたり，靴を誤った側に履いたりすることがある．通常の睡眠や起床など日課のサイクルも乱れることが増え，認知障害が顕著で運動機能が保たれている場合，徘徊などの行動症状が現れやすい時期でもある．

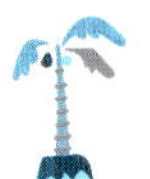

この時期におけるセラピストの対応の例（本人の様子 / 家族の様子 ➡ セラピストの対応）

　気温が高いのに「暑い，暑い」と言いながら上着を着ている / 長女は外出時には上着の着脱を勧めるが，家の中では放任になりがちだった．

➡「上着を脱いでみませんか」と言いながら袖を外すことなどを援助することが届く場合もあるという点を見つけ，本人が認識しやすいタイミングや言い方を工夫する．主に聴覚・視覚で気づきやすいものを数多く見つけ，環境調整に役立てる．また身体的負荷にならない程度に，味覚や嗅覚も賦活する好きな飲食物を活用する．

　長女には，認知症が進行するほど記憶や言語に頼ることよりも五感を通して感情に働きかけると伝わりが良いことを例を示しながら伝え，うまくいかなかったときは一緒にセラピストも考えていくことを約束する．

表6　重度 アユコさんの状態と本人・家族に対するセラピストの支援

	本人の状態	家族の心境や状況	セラピストから本人への支援	セラピストから家族への支援
心身機能	• 認知機能障害や記憶力の低下が進行し，身近な人の名前が出てこない • 語彙が減り，意思を思うように表現できないので，子供のような振る舞いをするなど心理的退行がみられる • 時折，被害妄想や介護拒否がある	• 自分の氏名も間違われることが増えるので気持ちが萎えることも多くなってくる • 金品など大切なものを，家族介護者に奪われたというもの盗られ妄想があると，自分の介護に自信を失い，自己嫌悪に陥りやすくなる	• 名前が思い出せなくても，身近な家族といると「楽しい，嬉しい」という快の気持ちを維持できるよう会話や雰囲気作りに努める • 視覚刺激(灯り，スポットライト)や，聴覚刺激(ベル，音声)などの認識や反応を評価する	• 家族の心労をねぎらい，睡眠・食事からストレスまでチェックし，必要に応じて相談にのる • 近所付き合いや仕事関係でのストレスなど，本人の介護以外での心配事にも注意を払い，十分な休養がとれているかを確認する
活動・参加	• 排泄・食事などが徐々に失敗することが多くなるが，それを自分で悔やむことは中等度のときよりも減ってくる • 慣れていたはずの食器の洗い物や，洗濯物をたたむことなども困難になる • 自宅内の移動も不安定となりがちで，トイレの場所を間違えることもある • 少しでも長女の姿が見えなくなると，居間から移動し，長女を台所やトイレなどへ探しに行く	• 介助時間が夜間に多くなると，トイレ誘導や，トイレの失敗の後始末など，熟睡できない日が続き，睡眠障害がおこりやすくなる • 自分自身の仕事や，生活に支障をきたすくらい疲れがとれない日もある • 定期的に本人と離れる時間を作りたいと願うが，方法がわからない	• 環境調整によってトイレ動作の失敗軽減をはかる • 福祉用具等の工夫によって食事のときの失敗軽減をはかる • 家庭内の役割で，できそうな活動を探し，一緒に行う(中等度のときよりも，徐々にできなくなっていても，できた量や質ではなく，行おうとした努力に対して賞賛する)	• 本人の心身機能で反応の良かった刺激を用い，活動性を維持することを伝える • 退行して甘えてくるときの対応について，一緒に遊んだり，休んだりする方法をセラピストが試してから伝える • ストレスがたまったときの対処方法を一緒に探す • 気分転換になる作業(趣味活動など)を一緒に行う
環境	• 重度認知症対応型デイケアなどと，居宅サービス(生活介護・身体介護)を併用する	• 日中の居場所提供の場の活用により，長女自身の心身の健康維持に努める	• 新しい場に馴染めるよう，最初のつながりを丁寧に支援する	• 家族のつどいなど，長女の気が休まる場を探し，紹介する • 視覚や聴覚など認識に有効な方法で場所やものを知らせる家屋内での工夫を提案する

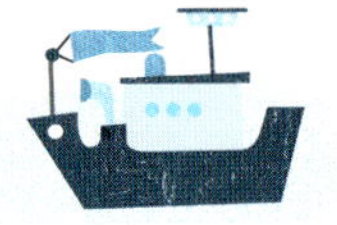

4 終末期

言語機能が著しく低下し，理解できる単語（語彙）がわずかになる．歩行能力をはじめ多くの基本動作が困難となり，座位保持能力の喪失，嚥下や咳嗽が困難で咳や痰などが絡みやすくなり呼吸器感染症を起こしやすくなる．自身で寝がえりも困難なため褥瘡ができやすくなるが，認知症以外に病気がなければ，摂食機能の衰えがみられた頃には，認知機能低下に加え痛みへの反応も鈍くなっており，苦痛を訴えられない人もいる．笑顔の消失など表情の変化が乏しく，昏迷および昏睡に至るため，全身状態を介護者が心配するようになる時期である．

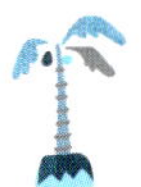

この時期におけるセラピストの対応の例
（本人の様子 / 家族の様子 ➡ セラピストの対応）

孫が遊びに来てくれて，曾孫をあやそうとすると曾孫が笑ってくれた / 長女は本人を褒めている．

➡あなたがいるだけで曾孫が笑ってくれるのだと賞賛する．主に受動的になるため多くの声かけに加えて，触覚・深部感覚などを刺激できる方法を利用し，本当に痛みがないのか，感じることができないのか，訴えができないだけなのかを，細心の注意をはらいながら評価する．

長女には，十分に在宅で看てきたことを思い出してもらい，残りの時間をどのように過ごせば有意義に豊かになるのかを一緒に考えて思いついたことを即実行に移す．

▶認知症のターミナルケアと成年後見制度

認知症において終末期をいつからと見なすかの判断は難しい．そのうえでターミナルケアのポイントは，いかに心理面身体面で痛みを軽減し，穏やかにどこで最期を迎えるかということになる．本人や家族が納得いくように早くから家族内で相談しておくことが大切なのであるが，病気の進行が早い場合には，本人の意思が確認できないことも多く，家族が考え決定する必要がある．

自宅で最期を迎えたいと願う人の理由は，住み慣れた家で，また容態が急変しても必ず家族がいるので安心できるというものが多い．ただし，近年老人ホームなども終の棲家として入居している場合もあり，自宅と同様の考えで施設内で最期を迎えたいという人も増えてきている．病院でと願う人の理由は，自宅や施設などで容態の急変で苦しむことがないよう，できるだけの治療をしてもらいたいという希望がある場合が多い．そのため，本人だけでなく，家族も納得できるようにセラピストは看護スタッフや医師と十分に対応を準備しておく．

不可逆的な嚥下障害が始まった時期からは，点滴や経鼻カテーテルや胃ろうによる栄養法，中心静脈栄養法など強制的に栄養摂取をしなければ，まもなく脱水，衰弱などに

表7 終末期 アユコさんの状態と本人・家族に対するセラピストの支援

	本人の状態	家族の心境や状況	セラピストから本人への支援	セラピストから家族への支援
心身機能	• 睡眠時間が増加し，覚醒時間が減少する • 全身の筋力や心肺機能が低下し，寝返りも困難なため，褥瘡などができやすくなる • 呼吸や嚥下機能も徐々に低下するため，咳や痰などが絡みやすくなり，誤嚥や呼吸器感染症に留意が必要となる • 排便/排尿障害がおこることもある • 周囲の言葉や表情の認識機能も低下するため，笑顔になる機会が減る • 食事量が減り体重が減少し，衰弱が進行すると，意識レベルが低下し，昏睡に至る ※大切にされることを「快」と感じる機能は最期まで維持されていると捉える	• 介護量が増加する半面，意識が清明な時間が徐々に減り，笑顔や言葉など，家族が求める喜ばしい反応が乏しくなるので，気分が落ち込み，介護に向き合うことにも疲労が出やすい • 排泄や入浴・清拭等も徐々に介助量が増えるため，家族自身の腰痛や筋肉痛など身体的な負担による機能障害がおこりやすくなる • 他者に相談し，頼むべきところを頼めるような心理状態を維持する	• できる限り日中の覚醒度を維持し，夜間良眠できるよう運動量を確保する • 嚥下しやすい飲み物や食べ物の提案を行う • ※印のことを常に忘れることなく，本人にとって快と思えるような，五感からの刺激を適度に提供することを心掛ける(例：部屋の気温や湿度の調節，水分補給時の味の工夫，好きな音楽など心地よい聴覚刺激，好きな写真やビデオなど記憶を想起しやすい視覚刺激，他動的に身体を動かすときに皮膚や関節を傷めないよう丁寧に触れる)	• 褥瘡にならないように体位変換のコツや褥瘡予防に有効な体圧分散クッションなど福祉用具の情報提供を行う • 家族が傍にいることが安心につながることを，家族の負担になりすぎないよう丁寧に説明し，口を濡らしてあげることや，名前を呼んであげることを促す • 左記の好きな音楽や皮膚への刺激で本人にとって快刺激がわかればそれを家族に伝え，定期的に刺激することをお願いする
活動・参加	• 移動・移乗が困難となる • 介助(補助具)なしでイスに座れなくなる • コミュニケーションが取れなくなる • 同時に活動量も低下するため，全身の持久力が低下していく	• 介助時間が夜間に多くなると，慢性的な寝不足状態から，睡眠障害がおこりやすくなる • 適度な休息と気分転換をはかる	• 心肺機能を維持するためにも，日中身体を起こして座っておく時間を見極める • 四肢や頭部など動かせるところは動かしてもらう(または他動的に動かす)	• 本人の病状急変が気になって，本人から離れられなくなりがちなので，自分の時間(休息)や少し本人から離れることを促す
環境	• 心身状態が悪化すると，認知症対応可能な病棟のある病院を利用して，全身状態の安定をはかり，症状が安定したら，介護サービスの生活介護・身体介護を利用して在宅生活に戻る	• 定期的に日中や夜間の居場所を活用することにより，長女自身の心身の健康維持に努める	• 医療機関や介護事業所の利用抵抗を最小限にできるように，普段から定期的に協力が得られる関係を構築しておく	• 本人が休養できるように，長男やその家族などと交代できる方法や，その時間帯のことなどを話し合っておくようにお願いする

より生命に危険が伴う．どの治療法を選択するかは本来，治療を受ける本人の意思を尊重するが，認知症においては本人の意思を確認できないことも多く，そのようなときのためや種々の本人の財産や権利を守るために成年後見制度がある．

（1）成年後見制度とは

成年後見制度は精神上の障害（知的障害，精神障害，認知症など）により判断能力が十分でない人が不利益を被らないように家庭裁判所に申立てをして，本人を援助する人を決定しさまざまな家庭内のことを代行できることを認める制度である．たとえば，1人暮らしの老人が悪質な訪問販売員に騙されて高額な商品を買わされてしまうといったトラブルの防止や，振り込め詐欺等の被害を事前に食い止めることができる．

（2）成年後見制度の種類

成年後見制度には「すでに判断能力が低下している人のための法定後見制度」と「今は元気だが将来に備えて自分を支援する人を決めておきたい場合の任意後見制度」の 2 種類がある.

法定後見制度とは, 本人の判断能力の程度や各々の事情に応じて「後見」「保佐」「補助」の 3 つの制度を選べるもので, 家庭裁判所によって選ばれた成年後見人等（成年後見人・保佐人・補助人）が本人の利益を考えながら, 本人を代理して契約などの法律行為や, 本人が同意を得ないでした不利益な法律行為を後から取り消したりすることによって, 本人を保護・支援する.

適用ケース：すでに判断能力が低下していて, 書面での契約などが必要なサービスや, 身の回りの財産管理が困難な場合に利用する. また, 入院した場合, それまで自宅に派遣されていたヘルパーの取消や（同意権・取消権）, 入院契約（代理権）を代行することができる.

任意後見制度は, 本人が契約などの締結に必要な判断能力のあるうちに, 将来的に自己の判断能力が不十分になったときに備えて後見事務の内容と後見する人を, 事前の契約によって決めておくものである.

適用ケース：認知症などになっても今までのように自宅で生活をしたい, 望んでいた施設に入りたい, 病気になっても困らないようにしたい. そのようなときのために支援者を今から決めておきたい場合に利用できる.

それぞれのメリットとデメリットを表 8 に示す.

（3）親族以外が後見人として選任されるケース

成年後見人を選ぶ際, 通常は本人の親族などが成年後見人として家庭裁判所が選任するが, 親族以外が選任される場合もある. 一例として以下のような場合が該当するため, セラピストも家族関係を十分承知したうえで, 弁護士や司法書士など法に詳しい人と相談をしながら後見人制度の活用を慎重に検討したい.

- 親族間に意見の対立がある場合
- 従前, 本人との関係が疎遠であった場合
- 流動資産の額や種類が多い場合
- 後見人等候補者と本人との生活費等が十分に分離されていない場合
- 不動産の売買や生命保険金の受領など, 申立ての動機となった課題が重大な法律行為である場合
- 遺産分割協議など後見人等と本人との間で利益相反する行為について, 後見監督人等に本人の代理をしてもらう必要がある場合
- 後見人等候補者と本人との間に高額な貸借や立替金があり, その清算について本人の利益を特に保護する必要がある場合
- 賃料収入など, 年度によっては大きな変動が予想される財産を保有するため, 定期的

表 8　成年後見制度のメリットとデメリット

	法定後見制度	任意後見制度
メリット	• 本人の判断能力が低下してからでも後見人，保佐人，補助人が選べる • 点滴・胃ろう・手術などの同意，死後のことについての対応ができる • 財産管理，身上監護をすることができる • 不利益になる契約を本人に代わって取り消すことができる	• 本人の判断能力が低下する前に後見人が選べる • 費用負担が法定後見制度よりも安価である • 任意後見人の地位が公的に証明される • 家庭裁判所から任意後見人の仕事が判断できる
デメリット	• 手続きに時間と費用（数万～10 万円程度）がかかる • 判断能力の減退確認が不十分になる可能性がある • 判断能力減退に付け込んで悪用される可能性がある • 財産によるが選任者へ月額 2～3 万円の報酬が必要になる	• 死後の対応や財産処理までは任せられない • 本人に代わって契約はできるが管理や取り消し権がない • 手術や臓器移植等への同意ができない • 遺言書の作成ができない

な収入状況を確認する必要がある場合
- 後見人等候補者が健康上の問題や多忙などで適正な後見等の事務を行えない，または行うことが難しい場合
- 申立時に提出された財産目録や収支状況報告書の記載が十分でないなどから，今後の後見人等としての適正な事務遂行が難しいと思われる場合

などで他にも多数の例がある．

ちなみに，アユコさんの場合，長女が成年後見制度の利用を考えて市の窓口である社会福祉協議会に連絡をとると，準備書類を県に 5 ヵ所しかない家庭裁判所の支部で受け取るようにと紹介された．インターネット環境があればダウンロードも可能であるが，自宅にプリンターがない場合は直接出向いて紙媒体を入手するしかない．仕事の合間で長女が書類をもらいに行くと，家庭裁判所の窓口の人が，長女の家庭状況を加味しながらその手続き書類の多さや準備する労力と，申請にかかる自己負担費用など丁寧に説明し，あえて勧められなかった．「“わかりやすい成年後見制度の手続き”というビデオがあるので，そちらも見たうえでお決めください」と指導されたので，それを閲覧すると，さらに手続きが複雑なことや選任された後にも定期的な書類提出の手間がかかることがわかり利用を見送った．

引用文献

1) 渡辺光法ほか：認知症診療に用いられる評価法と認知機能検査　各論　Functional　Assessment Staging（FAST）．日本臨牀 69：450-454，2011

参考文献

- 三好功峰：BPSD とは．臨床精神医学 29：1209-1215，2000
- 吉川ひろみ：付表 1. 領域別評価法一覧．OT ジャーナル 38(7) (増刊) 711-713, 2004
- 白井みどりほか：行動分析による痴呆性高齢者の個別的な生活環境評価．Quality Nursing 10(12): 1161-1172，2004
- 小澤　勲ほか：質疑応答．物語としての痴呆ケア，三輪書店，東京，130-131，2004
- 工藤　喬，武田雅俊：BPSD の総論．老年精神医学 16：9-15，2005
- 守口恭子：認知症の作業療法における環境調整のポイント . OT ジャーナル 40：100-105，2006
- 山下和徳：認知症の前駆状態の概要と認知症予防における作業療法の取り組み．OT ジャーナル 40：123-126，2006
- 日本作業療法士協会：認知症高齢者に対する作業療法の手引き（改訂版），8-59，2007
- 村田和香編：作業療法学全書，改訂第 3 版，第 7 巻，作業治療学 4 老年期，日本作業療法士協会監，協同医書出版社，東京，2008
- 山本芳恵，野路三智洋，春田貴史，玉重智絵，松下　太：専門職サポーターによるデイ活動プログラム．作業療法 27：233-240，2008
- 荻原善茂：認知症に対する作業療法．作業療法 27：216-220，2008
- 小川敬之ほか編：定義と分類・症状．認知症の作業療法，医歯薬出版，東京，43-46，2009
- 本間　昭：認知症予防・支援マニュアル（改訂版），厚生労働省，2009，http://www.mhlw.go.jp/topics/2009/05/dl/tp0501-1h_0001.pdf　(2018 年 5 月 11 日閲覧)
- 苅山和生：認知症．作業療法学全書，改訂第 3 版，第 5 巻，作業治療学 2 精神障害，日本作業療法士協会監，冨岡詔子ほか編，協同医書出版社．東京，174-182，2010
- 神﨑恒一：アルツハイマー病の臨床診断．日本老年医学誌 49: 419-424，2012
- 鎌田ケイ子ほか編：新体系 看護学全書 老年看護学 1 老年看護学概論・老年保健，第 3 版，メヂカルフレンド社，東京，2012
- 苅山和生:認知症．生活を支援する 精神障害作業療法，第 2 版，香山明美ほか編，医歯薬出版，東京，270-275，2014
- 杉山孝博：介護職・家族のためのターミナルケア入門，雲母書房，東京，2009

（苅山和生）

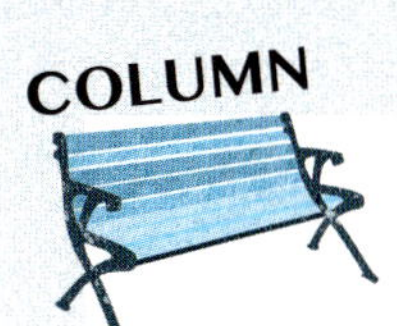

認知症の当事者や家族に出会うために

苅山和生

認知症の人に対するセラピストの支援は，病状が進行し家族等が対応困難な状態からがほとんどです．ですが，わずかな認知障害が見え隠れしているとき，つまり認知症と診断される以前にセラピストが出会い，必要な具体的工夫を提案できると，大きな問題も小さな困り事に変化することがあるのです．

職場での関わりだけで感性や対応のスキルを高めようとしても限界があります．まずは，62頁にある家族の会の都道府県支部のホームページを確認してみてはいかがでしょう．家族の会は，都道府県内のいたるところで“つどい”という互助の場を開催しています．「見学者」や「研修生」としてではなく，「参加者」として一緒に活動をはじめてみてください．58頁の認知症カフェも各市町村で開催されています．なかには，予約制のところもありますが，予約不要で自由参加できるところも探せば必ずあります．いずれも自治体や認知症に悩む本人の会，家族の会のホームページなどから情報が入手できます．自分の身内のことを想像し参加さえしていただければきっと歓迎されることでしょう．職場で待っているだけでは，求められている家族の支援の半分も気付けません．セラピストは，もっと早期に認知症に困り始めている本人や家族に出会う工夫と努力を惜しまないようにしたいものです．それがセラピストとして自職場でのリハビリテーションの質と効果をきっと高めることにつながります．

1. 家族への支援例

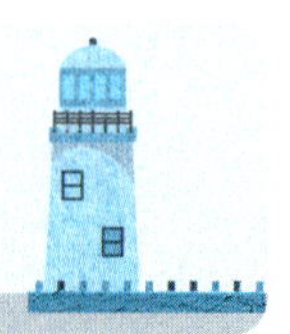

b 若年性認知症―家族の視点・ニーズに焦点を当てたICF

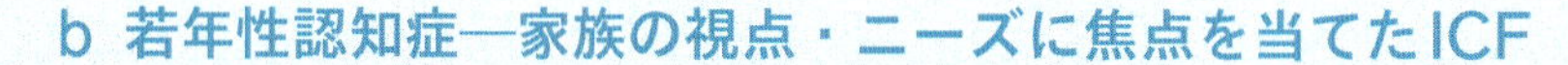

事例　キヨシさん：40歳代後半の男性

キヨシさんは物品販売の会社に事務係長として勤務している．営業職を15年ほど勤め，事務職に異動になり6年が経過する．性格は明るく，上司や部下からの信頼も厚い．10年前にマンションを購入し，妻と大学1年生の娘の3人暮らしである．趣味は妻との旅行で，毎年，年末から正月にかけて海外旅行を楽しみとしている．キヨシさんの父は他界しており，母は隣の市に住んでいる．

妻（40歳代半ば）は食品会社の正職員として勤務している．職場の定期検診は毎年受けており，健康面に問題はない．趣味は夫との旅行と，友人との食事会やカラオケである．妻の両親は健在で，近所に住んでいる．

▶ 受診までの過程

キヨシさんの変化は，まず家庭内では無口となり，時折大きな声で怒ったりするようになった．また，これまでは休日の妻とのショッピング楽しんでいたのが，休日でも仕事に出かけようとして，ショッピングを断るようになった．

妻は夫が変わっていくことに心配をしていた．その当時のことを妻は「夫が怒りやすくなり，私たちは腫れ物に触るように接していた」と語っている．妻はその原因について，仕事でうまくいかないことがあり，イライラしているのだろうと考えていた．娘はすぐに大きな声を出す父を嫌いになり，父との夕食を避けるようになった．そのため，食事はキヨシさんと妻で食べ，そのあとに娘が食べていた．妻は仲の良かった家族内のほころびを感じていた．

そのような時期に，キヨシさんの同僚が職場での変化の様子を伝えてくれた．それは職場でも無口となり，ミスが目立つようになったということであった．妻は原因がわからず，悩む日々が続いた．そこで，思い切って友人に相談をした．その友人は母がアルツハイマー型認知症で介護中であり，母の認知症の初期の頃とキヨシさんの状態が似ていると話してくれた．そして，病院への受診を勧めたのだった．

妻はキヨシさんの職場の産業医から専門医を紹介してもらった．診断の結果，夫は若年性アルツハイマー型認知症であった．主治医からの説明は，「初期段階であるので定期的な受診をするように」ということだった．

キヨシさんは受診の日のみ有給休暇を取り，それ以後は毎日出勤をしていた．妻はこれから自分たちがどうなるのかが全くわからなかった．そのため，2回目の受診時に，主治医に不安を吐露した．すると主治医はソーシャルワーカーに相談をするように勧めた．

▶ 初診から約1年後，コーディネーターとの連携

初診から約1年が経過し，キヨシさんの認知症はさらに進行していた．毎日職場に行くために自宅を出ていくのだが，それでも会社を月に数回休むようになった．それは，マンションのエントランスを出て駅に向かう方向が時折わからなくなり公園に座っていたり，降りるべき駅を乗り過ごしたりとさまざまな失敗がみられるようになっていたからである．

この当時，認知症地域支援推進員と若年性認知症支援コーディネーター（以下，コーディネーター）が職場と連携をとり，キヨシさんの仕事継続のための支援をしていた．コーディネーターは作業療法士であった．

キヨシさんは職場までたどり着けない日が多くなった．妻はコーディネーターから，キヨシさんが仕事を継続するには職場までの送迎が必要とアドバスを受けた．そのため，妻が車で送迎をするようにした．妻は今までも勤務先まで車で通っており，彼女の通勤路から少し回り道をすればキヨシさんの職場に寄ることができた．

▶ 初診から約3年が経過，デイサービスを利用

初診から約3年が経過した．キヨシさんは要介護2であった．職場は1年半前に退職した．50歳を少し過ぎての退職だった．経済的に心配だった点については，ソーシャルワーカーに相談して障害年金等の支給を受けることで解消している．

キヨシさんの退職後，介護支援専門員（ケアマネジャー）が担当することになった．キヨシさんは自宅に閉じこもっていたため，ケアマネジャーの紹介でデイサービスを試した．しかし，「こんな所は（私に）合わん！」と途中で帰ってきてしまった．

それから症状は少しずつ進行し，今は若年性認知症の方が通うデイサービスを週4回利用している．

▶ 発症から4年半経過，訪問診療の利用

発症から4年半が経過して，キヨシさんは要介護5となっていた．娘は介護を手伝うため，自宅から通える会社に就職をした．妻はパートを続けている．キヨシさんの認知症の進行は早く，デイサービスに通ったのも1年ほどであった．その後，キヨシさんは肺炎を頻発しており，その発症ごとに体調は低下していった．妻はキヨシさんの病院受診が難しくなったため，ケアマネジャーと相談して訪問診療の利用を始めた．

その後，キヨシさんの病状が急速に進み，立ち上がることもできなくなった．さらに食欲も低下し，体も痩せ細り終末期が迫っていることが感じとれるようになっていった．

以上，キヨシさんの病状経過の概略を述べたが，以下，軽度，中等度，重度，終末期での家族の視点・ニーズに焦点を当てたICFについて述べていく．

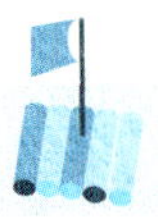

1　軽度の時期

発症当時の状態は改訂長谷川式簡易知能評価スケール(HDS-R)の得点で19点であった.

▶ 発症当時の職場での様子

キヨシさんは職場でミスが目立つようになっていた. まず, キヨシさんの仕事中の異変について, 部下が気づいた事柄の一部を表1に紹介する.

▶ 発症当時の家庭での様子

同僚がキヨシさんの仕事中に異変を感じていた同時期に, 家庭で妻と娘が気づいた事柄の一部を表2に紹介する.

▶ 妻の苦悩

妻は, 認知症は老人が罹る病気であると思っていたため, 若年性アルツハイマー型認知症という診断が信じられなかった. その日から不眠が続くようになった.

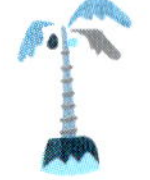

妻を対象としたICF
(課題と➡その対応)

軽度の場合, 誰が当事者の認知機能低下に気づき, 速やかに医療機関の受診につなげるかが課題となる. 職場では, 今までとは違うと気づいても, 病院の診察をすぐには勧めにくい. 家族も異なる面に気づいていたとしても, 思い悩むために受診が遅れてしまう. 妻は介護経験も社会資源に関する知識もなかった. そこで妻はキヨシさんを伴ってソーシャルワーカーに相談をした. その当時の妻について, ICFで整理をした(図1).

➡ソーシャルワーカーは医療費や障害者手帳などの申請を勧めると同時に, 認知症地域支援推進員に連絡・連携を図ることにした.

認知症地域支援推進員はキヨシさんとの面接で仕事の継続意思を確認した. 妻はその面接に同席しており, 夫が自身のミスや怒りっぽさに自覚がないことに落胆した.

表 1　仕事中のキヨシさんの変化

発症前	発症後
気さくで，軽い冗談で周囲を笑わせていた．	出勤時から退社まで，ほとんど会話をしなくなった．
早めに出勤して，パソコンに向かっていた．	朝の出勤は定時ぎりぎりになった．時折，遅れることもあった．
服装はスーツ，ネクタイを着用していた．	スーツは着ているが，ネクタイがだらしなくなった．
電話の操作，応答に戸惑うことはなかった．	自分の机の上にある内線電話を取らなくなった．
仕事は几帳面であった．	簡単な数字の入力ミスがみられるようになった．

表 2　自宅でのキヨシさんの変化

発症前	発症後
夕食時に娘から昼間の出来事を聞くのが楽しみだった．	食事の際には会話をせず，時折箸をとり落すことがあった．
早寝（22 時），早起き（6 時）であった．	朝は何度起こしても起きようとしなくなった．
娘と小さな口論をしてもすぐに仲直りをしていた．	娘の言葉遣いが悪いと，大きな声で叱るようになった．
日曜日は妻とショッピングを楽しんでいた．	日曜日も仕事に出かけようとして，ショッピングを断るようになった．
翌日の仕事の準備は，前日に済ませていた．	仕事に出かける直前になっても，いろいろなことが気になって何かを探してまわった．

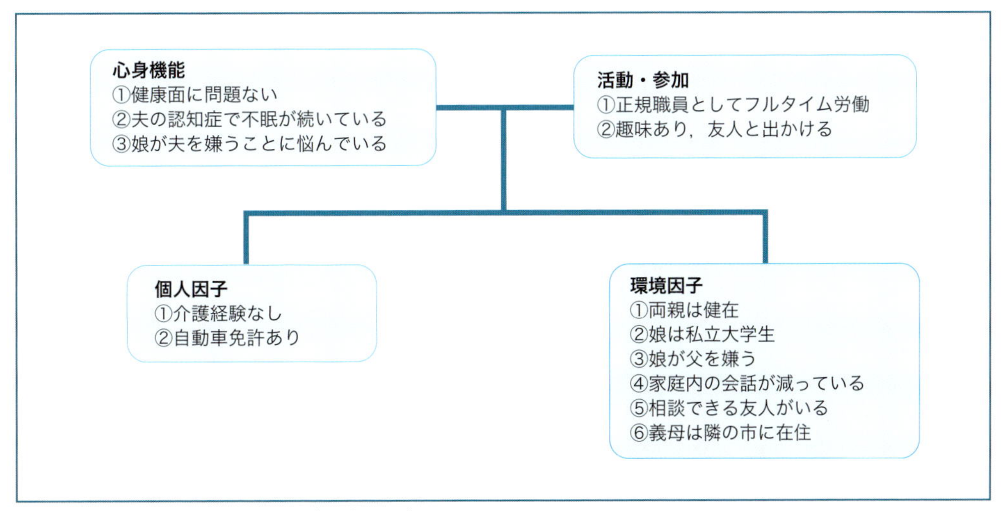

図 1　キヨシさんの妻の ICF（軽度の頃）

2　中等度の時期

発症から 1 年ほどの状態は改訂長谷川式簡易知能評価スケール（HDS-R）の得点で 16 点であった．

▶ 当時の職場での様子

キヨシさんの仕事継続の意思から，コーディネーターは会社と検討を重ねた．その結果，キヨシさんは管理職から一般職になった．仕事内容について工夫が必要であり，コーディネーターが会社にアドバイスを行った．キヨシさんの仕事内容に関する工夫を表 3 に紹介する．

▶ 中等度の家庭での工夫

家庭でもキヨシさんが出勤できるための工夫や日常の配慮についてコーディネーターのアドバイスをもとに取り入れた．その工夫例を紹介する（表 4）．

この頃には夕食は家族そろって食べていた．これは継続するが，キヨシさんは食事と会話を同時に進めることが難しい．そのため，食事が終わり，デザートやお茶を飲む時間に，娘から大学の話を切り出すようにした．日曜日のショッピングも継続するようにした．キヨシさんは人混みを嫌うため，比較的空いている時間帯を選ぶようにした．

仕事に関係する事柄として，翌日に着る服は前日に準備しておく．それをキヨシさんから見える所に置くようにした．キヨシさんは履いて行く靴を気にして，何度か玄関まで見に行った．靴は玄関の中央に置くようにした．

病前の弁当箱は 2 段式で保温タイプであった．しかし，キヨシさんは下段に気づかず，上段のみ食べて持って帰るようになった．そのため，弁当箱は 1 段に変更した．

▶ 妻の苦悩

妻は夫が仕事を続けるために，コーディネーターからのアドバイスを受け入れようとした．しかし，妻は自身の仕事と，夫の送迎や前夜の準備，そして家事などを両立しなければならなかった．休日は夫とのショッピングのため，友人との外出は減った．大学 2 年生になった娘は母を助けるために，アルバイトのない日は夕食を作るようにした．

病院への受診は月に 2 回ほどで妻が同伴していた．診察に立ち会うと，キヨシさんの認知症が着実に進行していることを痛感した．病状はこの先も進行するだろうと予測はついた．キヨシさんがどのくらいの期間仕事に通えるのかが心配であった．また，義母は時折妻に電話をかけては，「仕事を辞めて息子を支えて欲しい」と言ってきていた．そして，詳細な病状説明を求めていた．

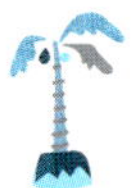

妻を対象とした ICF（課題と➡その対応）

ICF で課題を整理すると，次第に環境因子が大きくなっていることがわかる（図 2）．これは，娘に関係する記述として，家庭内での役割は娘が担うようになったことがあげ

表 3　仕事中のキヨシさんの変化

発症前	中等度の頃の仕事内容や工夫
営業部からの伝票をパソコンに入力する業務であった．	入力業務はせず，伝票と同じ色の箱に仕分ける仕事に変更した．
服装はスーツ，ネクタイを着用していた．	スーツは着るが，ネクタイは着用しないようにした．
電話の操作，応答に戸惑うことはなかった．	キヨシさんの机の上には内線電話を置かないようにした．
月末などの業務繁忙期は昼食を摂る時間がなかった．	昼食時間を含めた昼休みは確実に取れるようにした．
会議や取引先との打ち合わせが多くあった．	スケジュール変化は避け，会議などにも出席しないことにした．

表 4　自宅でのキヨシさんの変化

発症前	中等度の頃の工夫
夕食時に娘から大学の様子を聞くのが楽しみだった．	食事を終え，ゆっくりした時間に団欒するようにした．
早寝（23 時），早起き（6 時）であった．	起こす際には，部屋を明るくして，少しずつ目が覚めるように促した．
日曜日は妻とショッピングを楽しんでいた．	ショッピングは続け，人が多い時間は避け長時間にならないようにした．
翌日の仕事の準備は，前日に済ませていた．	スーツと仕事に持参するバッグの準備は前日に妻と済ませる．玄関には靴を置いておくようにした．
仕事には妻が作った弁当を持参していた．	妻が作る弁当を持参する．弁当箱は 2 段から 1 段のものに変更した．

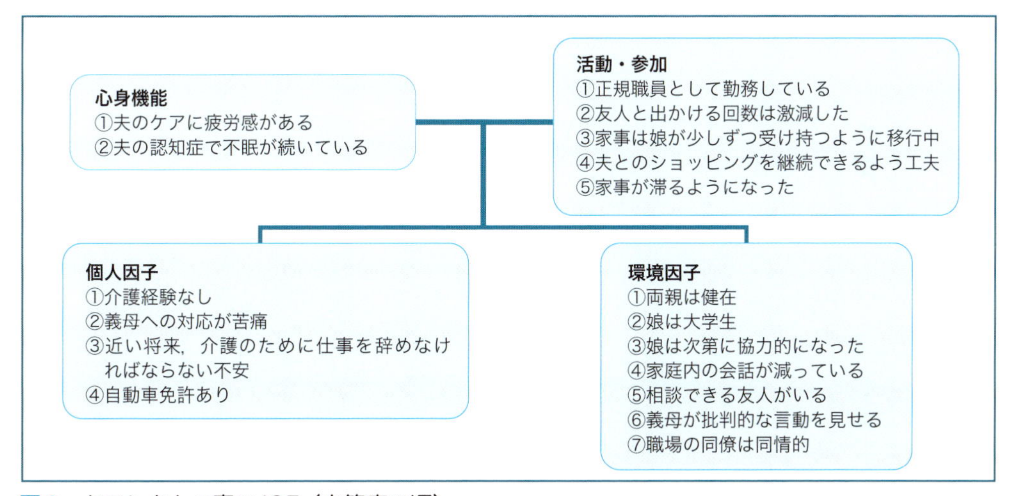

図 2　キヨシさんの妻の ICF（中等度の頃）

られる．一方，夫の認知症の進行が気がかりで，自分の仕事がいつまで続けられるのかなどの不安を抱えている．仕事を辞めてしまえば，学費の支払いが不可能になる不安もあげられる．さらに，義母への対応など新たな負担が生じている．

➡コーディネーターはキヨシさんの仕事が継続できるように支援をすると同時に，妻の精神面にも寄り添うようにした．

3 重度の時期

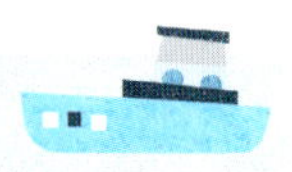

発症から3年ほどの状態は改訂長谷川式簡易知能評価スケール（HDS-R）の得点は7点であった．要介護2．

▶当時のデイサービスでの様子

デイサービスでは，利用者が取り組みたい活動を選択して，それを目的に通うスタイルを採っている．キヨシさんはデイサービスに勤務する作業療法士と面談を重ね，革細工に取り組むことにした．キヨシさんはデイサービスを革細工を教えてもらうために通う場として認識したようだった．デイサービスでのキヨシさんの支援内容に関する工夫を紹介する（表5）．

▶重度の頃の家庭での様子

自宅でのキヨシさんは，入浴時間が1時間以上かかったり，妻に同じことを何度も尋ねたりしていた．

歯磨きが不十分なため，歯槽膿漏を頻発した．デイサービスに出かける日は，電気シェーバーで髭剃りをしようとするが，電源の入れ方がわからない．このように生活全般に注意を払う必要があり，妻の介護ストレスが大きくなっていた（表6）．

▶妻の苦悩

妻は夫の介護のために仕事の形態を正規職員からパート職員に切り替えた．正規職員の頃に比べると，朝の準備に余裕が生まれた．弁当に料理を詰める作業を夫と一緒にしている．大学3年生になった娘はアルバイトを辞め家事を手伝っている．

一方，月に数回夜間にキヨシさんはトイレに間に合わず，廊下で漏らすようになった．キヨシさんは家の中で妻の姿が見えなくなると，外に探しに出かけ，迷うことがあった．妻は夫を置いて家を空けることができないため，休日の友人との外出や会食はなくなった．義母は持病で入退院を繰り返していたが，次第に，訪問販売の被害にあったり，火災未遂を起こしたりするなど認知症を疑う行動が続いている．

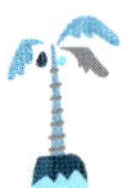

妻を対象としたICF（課題と➡その対応）

ICFで課題を整理すると，次第に活動･参加が大きくなっていることがわかる（図3）．これは，介護によって妻の活動･参加に制限や制約が多くなっているためである．特に，友人との外出が減り，生活の中に楽しめる要素が見いだせなくなっている．さらに，夫の尿失禁は娘に知られたくないため，漏らした場所の清掃は念入りに行っている．尿失禁は布団でも時折あり，その消臭にも苦労が絶えない．

また，今まで批判的であった義母が認知症を発症している可能性が高かった．妻は同時に2人を介護することを考えるとさらに悩みが深くなった．最近では夫の夜間失禁により，さらに睡眠時間が少なくなっていた．

表 5　支援内容

項目	支援内容
行き帰りの方法	妻が車で送迎する.
服装	行き帰りはスーツとスラックスとして，革細工に取り組む際にはジャージに着替える.
革細工道具の整理	道具は個人購入のため，氏名をサインペンで書いてもらった.
昼食	妻が 1 段の弁当箱を持たせる
休憩	昼食後は昼寝を取り入れた

表 6　自宅でのキヨシさんの様子

中等度の頃	重度の頃の様子
食事が終わって，ゆっくりした時間に団欒をするようにした.	妻と娘が団欒の時間を設けるが，2 人のやり取りを聞いている.
ショッピングは続け，人出が多い時間は避け長時間にならないようにした.	ショッピングを面倒がり，行かない日がある.
スーツと仕事に持参するバッグの準備は前日に妻と済ませる．玄関には靴を置いておくようにした.	通うためのスーツとスラックスの準備は妻と行う．靴は革靴から運動靴に変更した.
自宅内の段差は困っていない.	玄関の上がり框や浴室，トイレなどでふらつくことが増えた

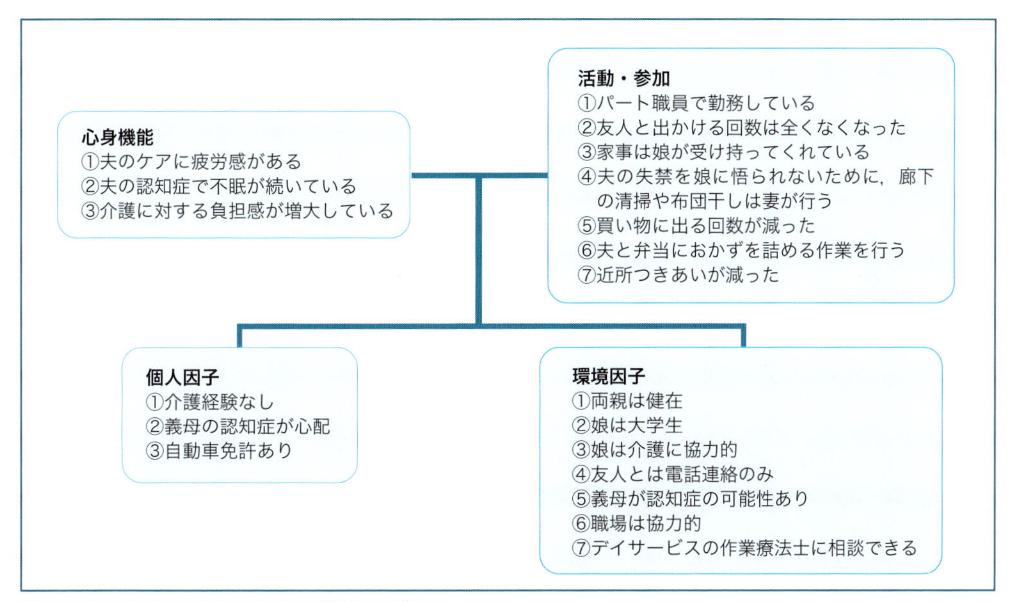

図 3　キヨシさんの妻の ICF（重度の頃）

キヨシさんは若年性認知症のデイサービスに通うようになり，症状が安定していた.

➡ケアマネジャーはキヨシさんの転倒防止のために，自宅に手すりを設置する必要性を感じていた．デイサービスの作業療法士に相談して，自宅訪問をしてもらった．作業療法士は妻と手すり位置の確認をする経緯で，彼女の介護負担を感じ取った．この時点から，妻に対してしっかりとサポートが行われるようになった.

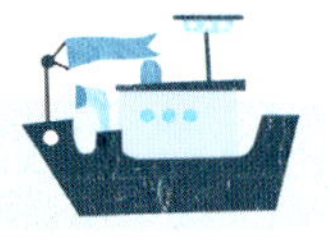

4 終末期

発症から4年半ほどの状態は改訂長谷川式簡易知能評価スケール（HDS-R）の得点は2点程度であった．4年前から寝たきり状態となっている．訪問診療，訪問看護，訪問リハビリテーションのサービスを受けている．要介護5.

▶当時の自宅での様子

ADLは全介助であった（表7）．介護保険を使ってベッドのレンタルや月に2回，ショートステイを利用していた（表8）.

▶妻の苦悩

夫の病状は急速に進み，立ち上がることもできなくなった．義母の認知症の進行は緩やかで，施設に入居している．なぜ，夫と私たちがこんなことになったのかを恨めしく思うようになっていた.

娘は自宅から通える会社に就職をして，毎日の生活を手伝ってくれている．しかし，両親を支えてくれるために，娘が自宅からの勤務を優先したのだろうと思うと申し訳ない気持ちであった．就職が決まった日に，娘は夫に笑顔で「一緒に過ごせるね」と話しかけていた．その風景を思い出すたびに，「ああ，この子の将来も犠牲にしてしまったのかも」と考えずにはいられなかった.

夫の食欲は低下している．主治医からは，口からの栄養が取れなければ，別の手段を考えると告げられていた．それは入院を意味していた．家族としてはどんな状態でも生きていてほしい．しかし，本人がどこまでの延命を願っているのか尋ねていなかった．この件に関して，夫と話し合っていなかったと後悔している．終末期が迫っていることは，夫の体を見れば感じとれる．妻の意向が夫の意向と同じであるのか確認する術はない．終末を病院で迎えるか，自宅で迎えるか考える時期だが，決断がつかなかった.

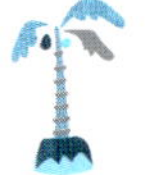

妻を対象としたICF（課題と➡その対応）

妻が悩んでいるのは，終末期を迎える際のさまざまな選択に確信をもてない件であろう．これは当然であり，その選択に大きな影響をもつ義母も認知症で施設生活をしている．選択に迷いもあり，自宅療養を選択した場合，娘にさらなる負担をかけないかと心配になっている．ケアマネジャーより，看取りの経験がある家族会を紹介された．時折出かけて行って，相談に乗ってもらっている.

ICFで整理した結果，課題は環境要因にあることがわかった（図4）．キヨシさんには多くの職種が関わっているが，妻が相談を持ちかける人は不明であった.

➡ケアマネジャーが調べたところ，妻は作業療法士に最も相談をしている．作業療法士は手すり設置の訪問時から，妻の介護負担を感じ取っていた．訪問リハの際，妻には介護や不安などにアドバイスをしていた.

表 7　ADL 状況

項目	支援内容
食事	介助者がスプーンで口まで運ぶと，少量食べるのみ．
座位	体が傾くためリクライニング式の車椅子を使用している．
入浴	月に2回ショートステイを利用している．ショートステイ滞在中に実施．
移動	立つことができない．移乗は全介助．移動は車椅子で全介助．
会話	問いかけに対して，時折返事をする．会話は成立しない．
睡眠	日中と夜間はほとんど目を閉じている．
排泄	全介助．

表 8　キヨシさんと家族の様子

重度の頃の様子	終末期に近くなった頃
妻と娘が団欒の時間を設けるが，二人のやり取りを聞いている．	キヨシさんのベッドは居間に置き，妻と娘の近くで過ごせるようにした．
玄関の上がり框や浴室，トイレなどでふらつくことが増えた．	手すりを握って立ち上がることもなくなった．
通うためのスーツとスラックスの準備は妻と行う．	寝たきりのため，介助しやすい服に変更した．
機嫌のよいときには娘と歌を歌うこともあった．	キヨシさんが横になっているベッドのそばで，娘が歌を唄い聞かせている．

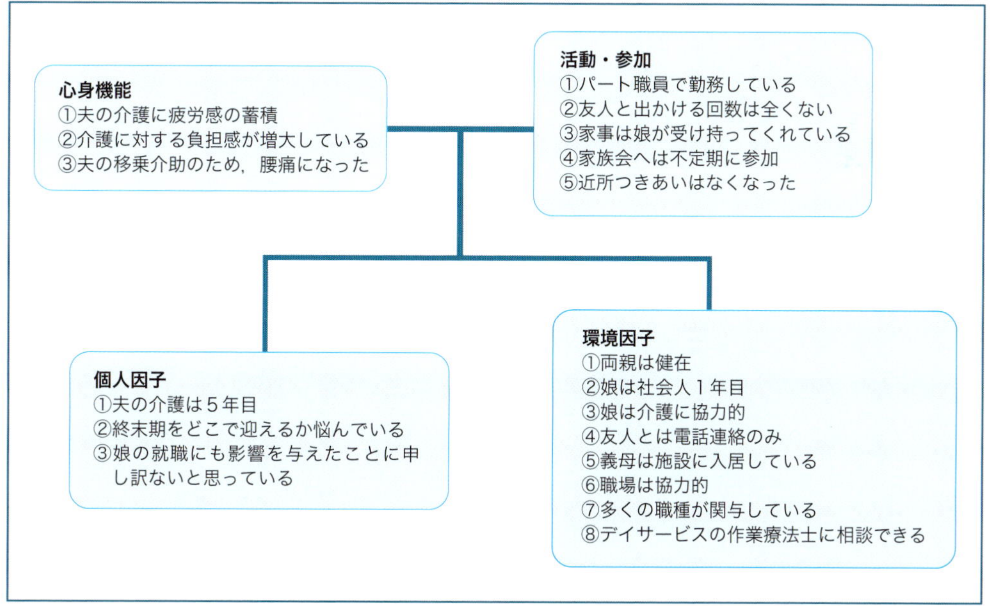

図 4　キヨシさんの妻の ICF（終末期の頃）

（谷川良博）

1. 家族への支援例

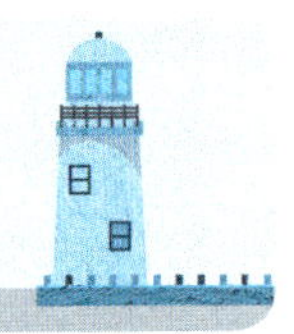

c さまざまな問題を抱えた家族への支援

事例 86歳の姉うめさん（認知症）と同居し続けたい85歳のさくらさん（うつ病）の話

▶ 支えあって生きてきた姉妹

うめさんとさくらさんは年子の姉妹として仲良く育った．うめさんは女学校を卒業すると市役所に勤め，やがて結婚した．さくらさんは活発な姉のうめさんとは違い，和裁を習い，病弱な母とともに自宅で着物を仕立てる仕事をしていた．会社勤めをしていた父が56歳で脳梗塞で倒れると，20代後半からさくらさんは母とともに父の介護をする生活となった．10年間介護した後，父が亡くなると母も倒れ，母の介護をすることになった．

結婚していた姉のうめさんは3人の子供をもうけたが，夫のアルコールと暴力に耐えきれず，30代後半に離婚し，実家に帰った．そこには，母の介護をしながら細々と暮らすさくらさんがいた．うめさんはさくらさんに3人の子供（長男，長女，次男）の面倒をみてもらいながら，市役所勤めを続けていった．さくらさんは母の介護とうめさんの子供たちの面倒を必死で行った．母が亡くなったのは，うめさんとさくらさんが40歳代半ばであった．

うめさんは外で仕事，さくらさんが家事育児の役割分担で2人の生活は安定し，協力しながら2人の生活が続いた．うめさんが定年退職後も家事一切はさくらさんが行い，うめさんの面倒をみていた．2人は，定職につかない次男（広さん）に悩みながらも80歳を迎えた．うめさんが物忘れがひどくなっても，できなくなることが多くなっても，さくらさんは当然のごとく，何でも面倒をみていたので，何も困ることはなかった．

▶ 支えてきた姉がいなくなり妹はうつ病になった

ある日，うめさんが転倒し大腿骨を骨折し入院することになった．うめさんが入院すると，さくらさんは食欲がなくなり，がん検診で再検となったことを契機にがんになったのではないかと不眠，食欲不振，脱水症状が激しくなり，内科に搬送された．画像等の検査を受け内科的な疾患が否定された後，精神科に入院となった．

うめさんは大腿骨骨折の入院中に，認知症についても診断された．さくらさんは，抗うつ薬とリハビリテーションにより3ヵ月ほどで退院することになった．さくらさんは退院後もうめさんと暮らしたいと希望を語った．

▶ 病気でも認知症でも一緒に暮らしたい

さくらさんの希望を叶える一家の支援計画を立てるために市保健師を中心にうめさん，さくらさんそれぞれの病院のソーシャルワーカー，作業療法士，介護支援専門員，

表1　うめさん・さくらさん家の1週間の支援スケジュール

時間	月	火	水	木	金	土	日
7	洗顔・着替え援助・朝食作り（さくらさん，うめさんのヘルパー）						
8							
9							
10	うめさんの訪問リハ	さくらさんの訪問リハ	うめさんの訪問リハ	さくらさんの訪問リハ	うめさんの訪問リハ	さくらさんの訪問リハ	
11							
12	昼食作り（さくらさん，うめさんのヘルパー）買い物，洗濯等						
13							
14	権利擁護事業（2週に1回受け取り）		うめさん，さくらさんの入浴介助	広さんの訪問	さくらさんの訪問看護		
15							
16							
17	夕食作り（さくらさん，うめさんのヘルパー）						
18							

＊共有できる申し送りノートの利用

相談支援事業所相談員，訪問介護事業所職員等が参加したケア会議が開催された．ケア会議の中で，定職につかない広さんのアルコールと浪費の問題も見えてきた．

ケア会議では，これまで関わったうめさん，さくらさん，広さんの現在の状況が共有され，うめさんの歩行能力を含めたADL能力の低下，さくらさんの家事が困難な状況，広さんのアルコールの問題が酷くなっていることなどで3人が一緒に暮らすことは難しいのではないかという意見が出された．しかし，支援者間での意見を統一させることに時間を要したが，さくらさんが自宅での3人の生活を強く希望していることを第一に考え，3人で暮らせるように支援計画を立ててみることになった．

一家の思いに沿った支援計画

うめさん，さくらさん，広さんのそれぞれの支援計画に沿った，さくらさん一家の1週間の支援スケジュールを示す（表1）．

うめさんの大腿骨頸部骨折後のリハビリは進んでいたが，移動には見守りが必要な状況があった．認知症の症状は軽度で，今までとは違うさくらさんの様子に不安になることもあった．うめさんのために歩行訓練を中心とした訪問リハが週3回，家事支援としてヘルパーが毎日導入された．

さくらさんはうつ状態で臥床していた時期が3ヵ月ほどあったので，廃用性の全般的な機能低下が著しかった．歩行も不安定であったため車椅子での生活が想定された．うめさんにも排泄，整容，歩行の自立を目的とした訪問リハが週3回，訪問看護が週1回，家事支援としてヘルパーが毎日導入された.

広さんへの支援は，相談支援専門員の訪問支援を受けながら，受診を促していくこと，市の相談支援事業所が行う集いの会に参加を促していくこと，うめさんやさくらさんに毎日ヘルパーさんが入ることは，結果的に広さんの見守りになるだろうということも確認された.

うめさんとさくらさんの年金での生活であったが，遠隔地で生活するうめさんの長男，長女は支援が難しいとのことであった. 広さんの浪費が家計を圧迫してきたことを考え，社会福祉協議会の権利擁護事業を利用していくことも提案され，うめさん，さくらさんは承諾した.

うめさん，さくらさんの家には結果として毎日複数の人が複数回支援に入ることになった. 支援者間で支援の状況が共有できるノートが置かれ，気になることを書いて申し送る体制をとった. もちろん，うめさん，さくらさんにもみてもらいながら書くことで，うめさん，さくらさんにはメモの役割にもなり都度確認することで思い出す機会を作ることにもなった. 確認できる機会が多くあったことが 2 人の安心感につながっていった. このノートを継続していくと，職員のバトンの役割を広さんがとるようになっていった. そして，うめさんとさくらさんの日常生活の様子をみながら，できることは広さんが援助していく姿がみられるようになっていった.

▶ 人が支えあいながら生きるということ

うめさんとさくらさんは長い間支えあって生活してきた. うめさんの面倒をみることがさくらさんの仕事であり，支えだったのである. うめさんが居なくなったことでさくらさんは支えを失った状況になり，動けなくなった. 2 人の心身の状況から自宅での生活は難しいのではないかと判断する支援者が多かった. しかし，2 人が一緒に生活することが 2 人を支えるということに視点を置く必要がある. セラピストは心身の状態に目が行きがちだが，同居している家族との関係がその人にどれだけの影響を与えるかを考慮し，支援計画を立てる際に意見が言えることが重要である. そして，広さんのように生活の中で役割が徐々に変化してく可能性があることも忘れてはならない. 人は誰かの役に立ちたいと思っていること，援助される役割だけからは何も生まれないのである.

（香山明美）

2. 家族が楽になる生活の工夫例

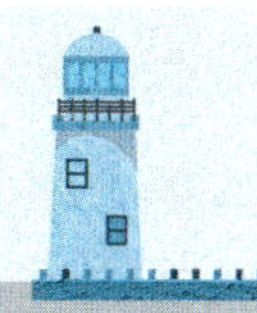

認知症者は，体験したことをすぐに忘れてしまうため，生活の一コマ一コマに連続性をもって体験できなくなる．これはちょうど，常に途中から映画をみているようなもので，自分の周囲で起こっていることを正確に理解できなくなる．このような状況では，容易に不安感や混乱が生じることになる．このような本人と付き合う家族に，毎日の生活の中で工夫できたら良いことを紹介する．

1 認知症者の行動の特徴や心理的な反応を理解することで楽になること

❶認知症者の時間の流れを知ろう

認知症者の行動が遅く，早くしてほしいと思う気持ちでイライラしてしまうことが多い家族にとっては，認知症者が時間の流れをどのように感じているか知ることで，家族の気持ちが楽になることがある．家族自身もゆっくりしても良いと思ってもらうことも大切である．

❷同じことを言うには不安があるからだということを知ろう

何度も同じことを言われるのも，家族にとっては負担感が強くなるが，「覚えられない，思い出せない」，という不安感が背景にあることを理解することで，余裕が生まれることもある．

❸ 一度に一つのことを伝えよう

一度にいくつものことを言われても理解できない場合が多く，混乱してしまうこともある．伝えたいことは，静かな環境で，一つずつ，ゆっくりとした口調で伝えると良い．

❹言葉は覚えられないことを知ろう

言葉で話しただけではすぐに忘れてしまうので，紙に書いて見えるところに貼っておくことで，忘れていたことに気づく機会をつくることになる．

❺感情は伝わることを知ろう

物事をはっきり認識する機能が低下し，見たこと聞いたことは忘れてしまうが，そこで体験した「良かった，楽しかった」という感情は心の中に残るので，快体験してもらう工夫ができると良い．

❻時には一緒にお茶を楽しみましょう

認知症者も家族にとっても，コミュニケーションは重要である．本人の困った行動に悩まされることも多いが，一緒にお茶を飲みながら，一息つくことで楽になることがある．

表1 家族が前向きになるための元気が出る介護のコツ

① 人はみんな生きるペースが違います
自分とはペースの違う認知症者を介護することは大変なことです.
② 人生にはストレスがつきものです
ストレスには良いストレスと悪いストレスがあります. 介護することが負担感の強いものになっていれば悪いストレスです. 負担を減らし良いストレスに変えましょう.
③ 完璧な子育てがないように, 完璧な介護はありません
自分だけではできないことも多いので, デイサービスやショートステイを利用するなど他の人の力を借りましょう, 他の人に甘えましょう.
④ 弱音をいっぱい吐きましょう
大変なことを自分一人で抱えないで, 専門家や友人, 家族等に相談したり弱音を吐いたりしましょう. すっきりして, 認知症者に向き合える力になります.
⑤ 良かったことを共有しましょう
できなかったことでなく, できたこと, 良かったことを本人も含めた家族で共有しましょう. きっと元気がでます.
⑥ 時には自分にご褒美をあげましょう
毎日介護で頑張っているので, ショートステイを利用するなどして自分の時間を作りましょう. 旅行や友人とのお茶会などご褒美は大きなものから小さなものまであります. 身近なものから始めてみましょう.
⑦ 楽観的に前向きにいきましょう
「何で私だけこんな苦労するの」, と考えるより「これも人生経験だから」と楽観的に前向きに考えるほうが, 介護する家族にとっても本人にとっても良い結果が得られることが多いです.

(文献1より引用)

2 認知症者のできる力を生かすことで楽になること

❶昔得意だったことを思い出してみよう

新しいことは覚えられないが, 昔得意だったことや楽しかった経験は認知症が進んでも比較的残るといわれている. 書道, 歌, 料理, 手芸など取り組みやすい活動を生活の中に取り入れることで生活に張りが生まれ, 本人と家族のコミュニケーションの機会になることもある.

❷生活の中で今できることを長く続けられるよう工夫しよう

例えば, 洋服を片付けることが徐々にできなくなってきたと感じたときに, 整理する場所を決めてそこにラベルを張るなどわかりやすくすることで, 自分で整理することが可能になる場合がある. これまでできてきたことをできるだけ続けられるように工夫していくことが本人の自尊心を保つことになるし, 家族の負担感を増やさないことになる.

❸生活の中で役割を持ってもらおう

認知症者ができなくなることが多くなってくると，家族が本人の役割を次々にとってしまい，最終的には全て介護される生活となってしまう．掃除機をかける，庭をはくなど一つでも役割を持ってもらい，家族の一員として生活できると良い．

3 介護する家族が前向きになるために

毎日認知症者と向き合い，介護することは大変なストレスとなることが多い．介護する家族が前向きになるための元気が出る介護のコツを家族教室で使っている言葉で紹介する（表 1）[1]．

文 献

1) 日本作業療法士協会：認知症の高齢者を抱える家族向けテキスト．認知症高齢者に対する作業療法の手引き（改訂版），巻末資料，2007

（香山明美）

3. 家族支援の実際

a サービスにつながるまで

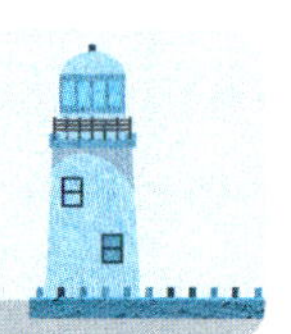

1　介護者は，介護をしていく中で自らの人生をフィードバックしていく

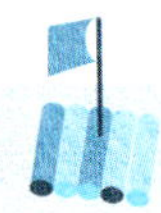

認知症の介護相談会での出来事．介護支援専門員の方から 1 つの相談があった．

「介護者は，長女（58 歳）で，実の父親（83 歳）と同居し，仕事をしながら懸命に介護されている．母親は 5 年前に他界され，きょうだいは弟（55 歳）が 1 人．車で 40 分ほど離れた隣町で妻と子ども 1 人の家庭をもっている．弟は，時々父親の様子をうかがいに月 1～2 度ほど顔を出している．介護者である娘は，弟に身の回りの世話などの介護を手伝ってもらうことなく，1 人で抱え込むように頑張っており，見方によっては，それが少し過剰なほどの様子が伺え，サービスは，一切使わないというのである．介護支援専門員は，せめてデイサービスを使うことで，介護の行き詰まりを解消したいと考えているが，思うように相談が進まず，このままでは介護に息切れを生じてしまい，今後も続く長い介護生活はいずれ破綻してしまうのではと思うのだが…どうしたらいいのでしょう」そんな相談であった．

さっそく，相談の予定を調整していただき数日後訪問面談．

長女は，今の介護の楽しさや大変さなど実際の体験したことを交えて語った．さらに続けられる面談の中で「父は一生懸命に働いていて私たちを育ててくれた人です．親に恩返しをするのは当たり前ですよね」と語り，「なのに弟は，なにかと忙しいといって，言葉では「なんでもするよ」とはいってはいるけれど，調子のいいことばかり．父にとって気持ちのいいことばかりやって立ち回りが上手すぎる．反面，嫌なことは私ばかり．でも，嫌なことでもしなければならないので，頑張ってするのですが，父は弟ばかり気にかけて…優しい言葉をいつもかけて…」と弟に対しての怒りを強く語るのである．

介護と仕事の両立の難しさからか，生活環境は多少雑然としているところはあるが，整頓がなされて，清潔な環境での介護がなされていた．ただ，父親に向ける娘の顔には笑顔が少なく，接し方も形式的な雰囲気で淡々とした関わりが気になった．

面接を進めていく中で，「実は，父親との確執があるのではないか…」と感じ，父親を看ている想いや父親をはじめ，両親との思い出話しを語る時間を作らせていただいた．

長女の語りの中で，「看るという義務か，それとも…」面談を繰り返していく中で，娘が徐々に語り始めた．「父は，昔から弟が可愛かったんだと想う．私はいつもお姉ちゃんだろ！女の子だろう！と言われ続け，いろいろなことを我慢させられてきた．なんでもいうことをきいてもきた．唯一私のことを理解してくれていた母が亡くなり，その母が最期に『お父さんのこと頼むね』のお願いを叶えようと頑張ってきた」と語り，「私の人生は父の都合で振り回され，本当は嫌なのに，こうあるべきという感情と母の願いとがあって，私はどうしたらいいのかわからない」と心情を吐露しはじめたのである．

今の歳になっても，良い子であろうと頑張る自分と，どうにもならない怒りや悲しみとが心の中で葛藤している感情に長女は揺れ動き，介護をすることが善悪の価値判断へとつながっていくことを捉えることができた．

４回の相談を繰り返す中で，語られてきたものだが，娘として，良き娘でなければならない自分であろうとしている中で，父親への憎しみの思いを心の奥に沈めていたにも関わらず，サービスを使う段階になったとき，サービスを使うことは，自分がすべきことを放棄しているのではないかとの想いを抱き始め，自分が看ないことは悪との判断になってしまっていった．弟への不満や怒りへと向けられる状況は，本来父親に向けるべき怒りや嫌なことは嫌と言えずに，いい娘を演じている中で，反面弟に向けられる怒りによって，きょうだい関係が疎遠になっていく悪循環となっていったと考える．

相談では，その怒りのもととなる感情を上手に吐露してもらいながら，本来向けられる怒りは誰にどのような怒りなのか．本来の思いと，すべきことを整理していく過程を大切にし，感情の整理ができるよう向き合っていただいた．

ケースを通じて，サービスの提供や展開の前に，介護者の心の整理をすることが必要なクライエントがいることを忘れてはならないことに気づかされる．介護者と認知症の人という関係の前に親子であったり配偶者であったりと人間関係が前提にあり，人を看る考え方や想いなどのそれら価値観を生きていく中で形成されてくる．親から教わったこうあるべきだという子供の頃受けた教育と自身が気づき始めた自我という自分の感情．その狭間で，苦しむ介護者が前に進めずにいる姿があった．

長女は「愛されたいが，こんな自分にした父を憎みたい」破滅思考と人が持つ元々の優しさが心の中で葛藤して抱え込み，父からの愛情を今立場が逆転した中でこそ愛情を向けることで愛情を求めていたことがうかがえた．それを，「サービスという他人に邪魔されたくない」という思い．「サービスを使うことで，職員に『ありがとう』という愛情をとられたくない」という心の寂しさを繰り返し面談で語られた．

最後は，涙しながら「今までは本当の私の気持ちの整理がつけられなかった．こうして話していると，私の心には２つの心があって，それをきちんと向き合えるような気がしています．まだまだ，私の心は積極的にサービスを使うという思いにはなれませんが，自分を認められない思いは，私の周りの人の思いをも認められない感情にとらわれてしまっていくのだと気づきました．サービスを使う意味をもう少し自分のためにと考えても良いですよね．私の心を緩めることは父が楽になっていくことなのかもしれませんね」と話される娘の目には，自らの生きる力が湧き上がってくるのを見てとることができた事例であり，家族支援とは介護者自身のエンパワーメントをアップさせていくことにつながるという事例である．

2　介護者のエンパワーメントを支える支援者の存在意義

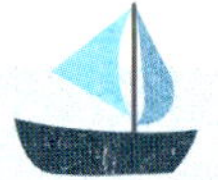

寒い冬の午後に包括支援センターの虐待担当の社会福祉士から，虐待の相談が入る．

10年ほど前に，主たる介護者となる次男（50歳）は，体調を崩し退職を余儀なくされ，父親と母親がいる地方の実家に帰ってくる．当時は，一緒に暮らすことを考えての帰郷であったが，その時間は瞬く間に過ぎ，母親が父親の介護をする状況になった．

当時，次男は，母親の介護をみながら「僕にはそこまでできない」と父親の排泄を介助する母の姿を見てそう思っていたという．

数年後，父が他界し間もなく，母が75歳で脳梗塞で倒れる．以前より様子がおかしかったことや繰り返される脳梗塞により，医師から，アルツハイマー型認知症と脳血管型認知症の混合された認知症ではないかと初診で告げられたそうである．体調を崩し，思うように暮らせない次男は，いうことをきかない母親にいつも苛ついていた．何度言っても，わからない母親に，とうとう木製のイスを投げつけて頭を数針縫うケガをさせてしまうのである．

相談では，虐待をしてしまったことに次男は大きく後悔をしており，自己嫌悪と自己否定のコメントばかりが並ぶ．繰り返される相談で，母と次男の2人暮らしということで，料理や洗濯をはじめとする家事などが難しいのではないか．また，身体介護の限界があるのではないかと，支援するためのサービスを検討．いったんは，母と次男を引き離すことも考え，ショートステイの検討がなされたが，次男の希望や反省するその様子から，ショートステイではなく，訪問介護と時間的距離やリフレッシュを目的にデイサービスの利用を勧めることとなった．

しかし，次男は拒否．特に訪問介護の導入については，全く気乗りがしていない．虐待をしてしまった介護者支援のために相談を週1回行っていたので，そこでサービス導入についての話を聞くこととした．

そこでは，いろいろな想いが語られ始める．自身の生活の場に訪問介護が入ることで，「僕は一生懸命にやっているのだけれど，プロのヘルパーが入ってくると，僕がやっている介護を評価され，指導されるのではないか．そんなことされれば，今まで以上にもっとストレスを抱えることになるので，絶対に嫌だ」と語り，「叩いたり，ケガをさせたりすることは，もうないから放っておいて欲しい」と訴えるのだった．通所においても「自宅に上がっての対応は勘弁して欲しい」とのことで，サービスの導入は上手くいかない様子だった．

さらに，相談を進めると経済的な相談でもあることがわかってきた．次男は元々の体調不良ということと，母の介護も加わり，職に就けず母の年金で2人の生活をしている．先入観で，母親の年金が減るのでサービスの導入を拒否しているのではないかとの判断もされるところであったが，実際には母親の年金をあてにしてのサービスの拒否ではなく，もっと違うところにサービス導入までの課題があった．

次男との相談を続けていると次のことを語り始める.
「僕は僕のできることを精一杯やっているつもりです. でも, プロの皆さんからみたら僕のやっていることは間違いだらけだとみているのだと思う…. だって, 僕は母を虐待した息子ですから…いたらない介護者ですから, そうみられてもしょうがないと思う. でも, 僕だって…」そういって言葉を詰まらせる.

ゆっくりと語りを進めていくと, 次男は自身が思うことを少しずつであるが語り始めるのだった. 「皆さんは, いつも『何か困ったことはないですか?』と尋ねることが多いですよね. 僕は僕なりに想い悩むことがある. でも, どこまで話したら良いのか. 何を相談したら良いのかがわからない. 何でもいいからといわれても, どこからどこまでを話したら良いのかがわからない. たとえば, 母のおむつ交換のこと1つも, どう換えたら良いのかだけでなく, 母への想いと, いくら母でも女性の下の世話に抵抗もある. おむつ交換のことだけでなく, 意識にまつわるいろいろな想いや口にはできない恥ずかしい想いなども含めて1つの困りごとだけではなくいろいろなことに広がり, 困っていることがほとんどなのです」と言う. 「そして, 何か1つ困っていることを伝えると, すぐ答えが返ってくる. でも, それは困っている仕方や方法の答えであって, 心の内のモヤモヤした想いは整理がつかずに, その答えは納得するけど, すっきりしないのです」「先日も, デイサービスを紹介されましたが, 日中家事と介護でどう生活したら良いのかわからなくなって整理がつかないときがあると話すと, 話は, すぐにサービスの話となってしまう. それはそれで良いのですが, 何か困ったと話せば, 何でもサービスに変わってしまうのです. 今の私の貯金と母の年金を合わせてなんとか生活をしていますが, 何か困ったと話せば, サービスとなってしまい次の困りごとは生活費の問題として自然とついてくる. しかし, 金銭にまつわる相談になると, 回答ははっきりしない話になる」と語るのでした.

私たちが提供するサービスでは, クライエントが抱える根本的な問題が解決するのだろうか. 多くの課題は, サービスが提供されることで, 根本的な問題が解決するわけではないように思うことが多々ある. 場合によっては, 課題とされる出来事は, ストップウォッチで一時的に止まっているだけのようにも思える. もちろん, サービスによって課題解決していくことも沢山あることを踏まえ, あえて課題を申し上げた.

問題解決をするには介護者自身であるのに, 専門職が問題解決してあげようとする. また, アドバイスをしたら解決できたと思っているのではないだろうか. 問題解決に向けて, 自ら歩む勇気と希望を見いだせるように支援するのが私たちの仕事. 次男は次のことも語る「話をしているうちに答えが自ら思いつくときもある. 僕も, 考えれば何か思いつくこともある. でも, 皆さんの仕事は回答を即答することが求められているようで, 私の話を聞くというよりも, 問題を解くことに精一杯に見えるときがあるんです. こうして, 何度もお話を聞いてもらっていると, 僕が生きてきた失敗だったと思う人生へのやるせない想いや悲しみや, どこからともなく襲ってくる理由のわからない苛立ちや向けようのない複雑な気持ちを整理することができる．この時間が僕にとってとても心地よい時間なんです」と….

人は揺れているから人間なのである．今日の私と明日に私とはちょっと思いが変わっている．さまざまな人の意見や過去の人間関係，それにまつわる思い出やそこから作り上がる価値観．そして，一旦決定したことに対する反対の視点．そうした揺れの中で決定するのですから，決定後も揺れるのは必然．揺れながら決定するのですから，選択しなかった片一方に対する諦めきれない思いがあるのも当然のことである．

そうした選択を繰り返してサービスを選んでいくのですから，介護者の心には後悔と満足が入り混じっている．その選択の道へと歩ませる入り口に立つ私たち専門職は，相談という誰にでもできそうで，複雑なスキルを駆使した関わりを大切にしていかなければならない．

私たちができることは，サービスの提供だけでなく，サービスを選択する力や自分でどう生きていくのかを考えていくためのエンパワーメントを支えていく仕事でもある．

（中澤純一）

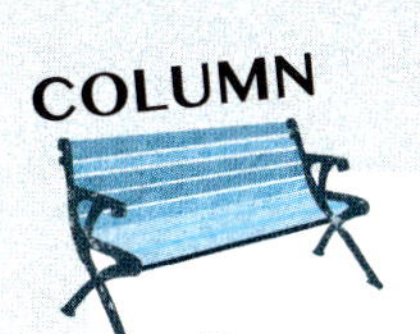

“困っている現場で関わる”とは

苅山和生

本人や家族が困っている現場とは，家の中とは限りません．例えば，外出先でのお手洗いでも困り事は発生します．さらにそれは，トイレの出入り口かもしれませんし，手洗いの洗面台かもしれません．現場とはまさに「今」「その場」を指します．

大雑把に「トイレのことでお困りだから誘導すればいいのだろう」では，認知症の人と家族の支援にはなりません．今，どの行動でお困りなのだろうかと自問してから，家族や本人に困り事を確認するのです．予想は外れてもかまいません．まずは，具体的に予想することが大切です．

例えば，ア）蛇口がレバー式なのが自宅とは異なりわからなくなっているのか．イ）お水の出方が思ったよりも勢いが強いからパニックになってしまったのか．この２点だけでも，援助は大きく異なります．大雑把な質問ですと，「水が上手く出せないのですか？」で両方を網羅しているようにも思えますが，本人は適切な言葉で答えられないことが多いものです．ア）を予想したなら「お水が出したいのですか？」という問いかけになりますし，イ）を予想したなら「お水を止めたいのですか？」となり，具体的に問いかけるとき，全く逆の質問になることもあるのです．そう問いかけると大雑把な質問のときよりも比較的正確に返事をいただくことができ，支援も適切に届きます．私たちが現場で関わるとは，今そこにある困り事を，目の前で具体的に確かめながら関わることなのです．

3. 家族支援の実際

b 作業療法士の資格をもつケアマネとして

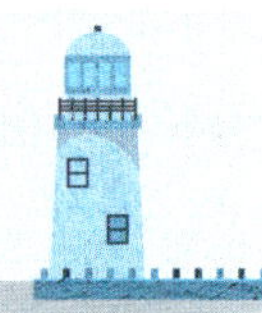

1　高齢者の２人暮らし家族支援─変わっていく夫に不安です

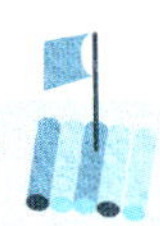

ケアマネジメントのプロセスを活用し，認知症者とその家族のサポートを示す．ケアマネジャーの支援では５年 10 年と長い経過の中に支援内容が変化する（変化すべき）局面がある．支援経過をまとめた表とともに，その直近のケアプランのニーズ（解決すべき課題）の例を示すことでケアプランのイメージを伝えたい．

事例　７０代前半の男性：レビー小体認知症　要介護２

自宅で妻と２人暮らし．症状が発現してからの３年間の経過の中での家族支援

▶ 支援経過

支援経過を表 1 にまとめた．

▶ 支援の視点

高齢者の１人暮らし，高齢者世帯で互いが要援護状況で寄り添いくらしているという事例は多くなった．高齢者の貧困も地域課題であり，生活保護受給高齢者世帯の支援も介護支援専門員の大きな課題となっている．

認知症は脳の進行性の疾患．栄養や水分はもちろん，体調管理や認知症の専門医への受診等，高齢者が判断し，自己管理することが困難な事例も多い．

介護支援専門員は支援チームに医療職を導入し，健康状況・服薬状況，薬の影響，効果や副作用・認知症以外の身体疾患の管理をモニタリングし，適切に支援したいと願っている．もちろん生活行為向上のリハビリを提供したい．セラピストとの連携は重要である．

MEMO

介護支援専門員とは

介護支援専門員とは医療福祉の現場を５年間以上経験し，受講資格試験に合格し（ちなみに 29 年度合格率は 18.1%），実務研修を終了した者である．ケアチームをマネジメントする対人援助専門職種．介護保険における生活支援を担い，ケアマネプラン（居宅・施設介護支援計画）を策定し，自立支援を指向する．利用者の尊厳を守る．さらに上級資格の主任介護支援専門員は地域包括支援センターに配属され，後進を指導育成し，地域包括ケアを推進している．

表1　支援経過と家族支援の視点

局面	課題	ケアチームの対応	家族支援の視点
要支援1 発症時 初回受診時	• 認知症についての理解促進 • 早期診断が早期絶望にならないように	• 認知症早期対応支援チームの訪問 • 認知症サポート医への受診支援 • 要介護認定の支援	• 介護支援専門員が担当し初動 • 認知症でもその人らしく暮らせることを伝え，受診・服薬，栄養，生活リズム等の重要性を伝える
要介護1 症状の増悪 行動障害が顕在化	• 入眠前の幻覚 • 泥棒が入るという不安，鍵を何度も確認，警察へ電話するという不穏行動	• 薬の調整，日中活動支援（デイサービス・デイケアー等） • 妻の休養と家族が自分の時間を大事にできる支援 • 警察や近隣へ理解をいただき，支援を依頼	• 認知症の人と家族の会へ２人で参加していただく • 通いや泊りのサービスを有意義に活用する（運動・リハビリ・交流等）ことで，本人が楽しみ，家族も後ろめたくないようにサポート
要介護2 妻の介護負担増加 在宅ケアの限界？	• 同じことを何度も言う．夜眠れない（疲れ） • 夫がいつもイライラして人が変わったようだ（哀しみ） • 転びやすくなった（リスク・不安）	• 薬の調整，訪問看護導入 • ショートステイの活用を広げる • 症状と本人・家族の苦悩を共通理解（相談面接・カンファレンス） • 生活行為を改善するようなリハビリを強化	• 医療的な専門支援を増強． • 家族の休養，リフレッシュできる時間や場を大切にする • 本人・家族・サポートスタッフの共通認識を大切に • 具体的な生活行為の向上を図ることで介護負担・介護不安を具体的に軽減する
要介護3 地域ケア会議で検討 支援の再構築	• 認知症疾患センターへの受診支援 • 認知症サポーターの支援導入 • デイサービスから認知症に強い通所リハビリへ事業所を変更 • 施設を活用しながら家族の一員として暮らすことも提案	• 専門医と地域の主治医のよい連携を促進 • インフォーマルサポートの導入 • 地域のネットワークの活用 • 施設・在宅支援サービスの上手な活用方法	• 地域包括支援センターの保健師が訪問しサポート • 地域の病院同士の連携・地域のインフォーマル支援活用 • 個人情報保護やサポーターの倫理的な配慮も重要 • 妻が一人ではないと実感できるように支援チームを調整しマネジメントする

ニーズ：＃１　認知症が進行しないで，体調良く健康に暮らしていきたい．
＃２　妻に負担をかけずに自宅で暮らしていきたい．
＃３　転ばずに自宅内を歩きトイレで排泄したい．
＃４　落ち着いて気分良く過ごしたい楽しみを持ちたい

2　3世代同居の家族支援─嫁には弱みは見せたくないのよ

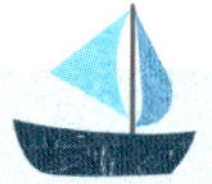

事例　70代後半の女性：アルツハイマー型認知症　要介護4

夫は3年前に逝去，長男一家（長男・長男妻は公務員・大学生の孫・高校生の孫）の6人家族．症状が発現してから7年間の支援

▶支援経過

支援経過を表2にまとめた．

▶支援の視点

3世帯家族が仲良く暮らしていけることは幸いなことだ．尊敬できる頼りの祖父が，優しく穏やかで孫たちの面倒を見てくれた祖母が，老いて家族の手を借りるようなときに，誰か1人だけに負担や不安がのしかかることは良くない．

認知症は長生きをした勲章の一つなのであろうが，家族にとっては変わってしまっていく祖父母の姿に直面することは苦しいものがある．大丈夫なんじゃないかと思いたい，年相応なこと…気持ちが張っていればちゃんとできることも多いのだからと…発見や受診が遅れてしまうと問題が厄介になってからのサポートとなる．

早期から医療やケアのサポートが入ることで認知症の進行を遅らせることができる．認知症についての知識や心構えができて，家族全員が課題と向き合う協力体制を作ることが支援者の重要な視点となる．

MEMO

ファミリーサポートとは？

対象者の地域生活を支援しようとするとき，認知症者本人とそれを支えようとする家族をひとつのクライアントシステムと捉える．ひとつの運命共同体として支援の対象とし，ケアマネジメント（リハビリ支援）のプロセスを慎重に進めたい．家族内力動（支える気持ちや支援する力・自立しようとする力・相手を思いやったり，相手に負の感情を抱いたりするダイナミックなエネルギーの変化）に配慮しながら，あくまでも本人の望む暮らしのための重要な支援資源として家族の暮らしを大切にしたい．

近年は各地の自治体や機関にファミリーサポートセンターが設置され，介護や子育て，貧困や家庭内暴力などの家族課題をサポートし，家族を壊さずに暮らしを改善する手だてが試行錯誤されはじめている．

表 2　支援経過と家族支援の視点

局面	課題	ケアチームの対応	家族支援の視点
要支援 2 **発症時** **初回受診時**	• 物忘れが多い • 日中訪問販売被害に会いそうになった • ちょっと変だ • 言い訳をするがつじつまが合わない	• かかりつけ医から地域包括支援センターへ情報提供される（発見） • 家族は年相応のことかと思っていた． • 要介護認定支援（支援開始）	• 地域包括支援センターの支援．介護支援専門員が担当日中独居であり，昼食支援の訪問介護や訪問看護の導入をすすめる • 認知症オレンジカフェへ家族と本人の参加支援
要介護 1 **認知不全症状の進行** **生活不活発が心配**	• 生活不活発 • 見当識の混乱・ごそごそと探し物 • とりつくろいで“うそをつく”と家族は困惑	• 認知症疾患センターへの受診支援．レミニール・メマリーの処方　服薬支援 • 自宅から外へ出るサポート．身体を動かす支援	• オレンジカフェで気の合う友人ができ，友人が通っているデイサービスを見学に行く支援をする • 認知症の進行を防ぐ，本人が明るく健康であることこそが家族のサポートとなる
要介護 3 **転倒が多く排泄の失敗もある．日中 1 人にできないのではと心配．** **介護と労働の両立**	• デイサービスでは問題が見えないが自宅では汚れた下着を隠す，物をしまい忘れ嫁が盗ったというようになる • 夜間ごそごそ，昼間うとうと，身だしなみが乱れる • 嫁は常勤の仕事を退職するか悩む	• 薬の調整，訪問看護の導入 • 症状と本人の苦悩の共通理解（家族・サポートスタッフの共通認識） • 生活行為を改善するようなリハビリを導入 • 民生委員の訪問サポート，ヤクルトの宅配見守り，認知症サポーターの声掛け，見守り導入	• 医療的な支援を増強する • 家族内で負担を分配することの重要性．嫁だけに負担がかかることを防ぐ • 介護休業法・介護離職を防ぐため手立てを駆使する • 具体的な生活行為の向上を図ることで介護負担・介護不安を具体的に軽減する
要介護 4 **体調悪化を機に一気に認知機能が低下．転倒・誤嚥リスクが一気に高まる．** **在宅生活の限界点？**	• 施設には入りたくない，自分は嫁に阻害されているという訴える • 夫も要介護 1 となり家族（特に嫁）の負担感が増大 • 認知症グループホームを活用できないか，夫と本人を一緒にサポートすることが重要 • 一緒にデイサービスを利用，ショートステイ利用へつなげることができるとよい	• サービス担当者会議開催．嫁だけに負担がかからないよう家族で協力すること，夫も本人をサポートしたい．自身の健康体調管理をする事も合意 • 長男と嫁が介護休業法の適応を申請．日中 30 分自宅へ様子を見に帰ることができるように職場と調整 • 認知症グループホームでのデイサービスやショートステイの活用 • 小規模多機能型居宅介護支援の活用も検討	• 地域包括支援センターの主任介護支援専門員が訪問しサポート • 職場を含め地域全体で認知症支援の資源を広げたい • 認知症グループホームや小規模多機能型居宅介護支援の活用は在宅生活の限界点をあげることができる • 個人情報保護やサポーターの倫理的な配慮も重要． • 嫁が 1 人ではないと実感できるようにケアマネジャーがチームを調整しマネジメントする

ニーズ：＃1　家族の支えで，朗らかに心配なく暮らしていきたい．
　　　　＃2　身体を動かし元気に過ごしていきたい．気分転換したい．
　　　　＃3　専門の医師の助言を受けて認知症を予防していきたい．
　　　　＃4　トイレや入浴，着替え等サポートも受けて自分で行っていきたい．

参考文献

• 介護支援専門員テキスト編集委員会編：介護支援専門員研修テキスト　専門研修Ⅰ・専門研修Ⅱ・主任介護支援専門員研修テキスト．編集協力：法研，日本介護支援専門員協会，2018

（浅野有子）

3. 家族支援の実際

c 終末期における実践—自宅で最期まで穏やかに過ごすために

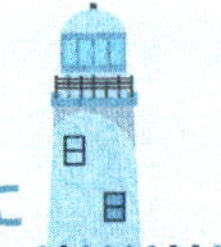

在宅生活中に下血で救急搬送された認知症者が，家族の希望でDNRとなり在宅医療・介護の支援を受け在宅療養生活を送ることになった．最期を迎えるまでの3ヵ月の間に，いつもの椅子で音楽をかけながら本人の好きなコーヒーを飲ませたいとする嫁とともに訪問リハビリを展開した事例である．

事例　シゲルさん：94歳の男性　要介護3

▶病　歴

直腸がん，肺転移疑い，アルツハイマー型認知症，左大腿骨頸部骨折疑い．これまでも下血頻回だったが，ある日多量の下血で救急搬送となる．直腸がんの診断となるが，家族が積極的な治療は求めず退院，在宅療養開始となる．

▶家族構成と生活状況

本人・妻・長男夫婦の4人暮らし．元々は，夫婦2人暮らしだったが，夫婦ともに認知症による生活困難さから6年前に長男夫婦と同居を始めた．入院前までは，時折尿便失禁みられていたが，目立った行動・心理症状はなく，通所サービスを利用しながら穏やかに過ごしていた．手引き歩行レベル．簡単な意思疎通は可能．キーパーソンである嫁は，介護を生活の一部として自然に受け止めており，夫婦のこれまでの生活スタイルを崩さないよう程よい距離感と声掛けで見守っていた．

▶訪問リハビリの実際

(1) 導入経緯

下血は治まったものの，退院してしばらくは排泄失敗が続いたり，昼夜逆転になるなど生活リズムを取り戻せずにいた．寝ている時間が増えたことで一時は肺炎になり加療も要した．そんな折，朝方ベッドから起きあがろうとして転倒した．経過とともに痛みは増強し，大腿骨頸部骨折が疑われたが，家族は精査を希望せず在宅生活継続の方針が確認された．そこで，主治医より，最終的に転倒前の生活に戻るべく少しずつ離床を進めていくよう指示が出され訪問リハビリが開始となった．

> **MEMO**　DNR
>
> 尊厳死の概念に相通じるもので，がんの末期，老衰，救命の可能性がない患者などで，本人または家族の希望で心肺蘇生法（CPR）を行わないこと（日本救急医学会救命救急法検討委員会より）．

(2)展　開

リハビリ開始時は，ベッド上寝たきりでADL全介助状態であった．シゲルさんもそわそわ落ち着きなく見守りが必要で，介護負担はぐっと増していた．嫁は左股関節に痛みのあるシゲルさんをどのように触っていいかわからず困っていたが，リハビリでシゲルさんが端座位になり，車椅子に移乗するなど，少しずつ離床が進んでいく様子をみて嫁より「いつもの椅子で本人の好きなコーヒーを飲ませたい」「居間で一緒にご飯ができたら」という意向が出された．そこで，痛みの出かたや強度，全身疲労度，血圧，呼吸状態などを一緒に確認し，起き上がり～移乗動作の介助方法を伝達していくと，最終的には嫁1人で一連の動作が行えるようになった．それとともに，シゲルさんの不穏は次第に治まっていった．

日中居心地の良いリビングで過ごせるようになり，平穏な生活が戻ってきたシゲルさんだったが，1ヵ月半後，湿性咳嗽，熱発，低酸素が出現し始めた．リハ中の様子や状態も医師や看護師，ケアマネらに報告し，非常時に備えた．その後も症状改善せぬまま嫁に見守られ静かに息を引き取った．

▶考　察

(1) 日常性を大事にする

シゲルさんは急激な状態変化とADL低下，環境の変化に対し，状況を十分に理解できず，そわそわごそごそする場面が増え，転倒するなど生活が不安定となり不穏な時期が続いた．これに対し，作業療法士は嫁との対話を通じ，本人の生活リズム，穏やかでいられるときなどを聞き取り具体的な目標を立て取り組んだ．一見，通常の「活動参加」アプローチにみえるが，ここでのポイントは「日常性」である．

リハビリ職は障害の程度や障害受容，予後などを踏まえ，その方の生活様式や方法の「転換」を検討することがよくあるが，その際，当たり前にしていたことが当たり前にできなくなることの意味を考え，本人の心理面にしっかり添うことが必要である．なぜなら，認知症の方や難病，終末期患者などにとって「日常」を保つことは困難を要することが多いからである．それによる不安，抑うつ，喪失感，絶望，やるせなさなどを示される方を筆者はたびたびみてきた．変わっていくことを支援するのと同様に変わらずにいられることも大事な支援の在り方だと思われる．

(2) 本人・家族の意思決定プロセスを支援する

認知症の終末期は，その経過の中でというより，原疾患や生活不活発に伴う二次的合併症によって看取りまで向かうことが多い．どこでどのように最期を迎えるかは，本人の意思に加え，家族の意思や状況が少なからず影響してくる．特に，思いを汲みにくくなっている状態であれば，家族が担う役割もより重要となってくる．

その意思決定をサポートしていくのに，医療・介護職の存在は大きい．シゲルさんの場合，多量下血時，肺炎時，転倒時などに，その時々の病状と今後想定しうること，処置に関する選択肢および療養先などのメリットデメリットを，適宜医師や看護師らが丁寧に繰り返し説明していた．そして家族は，これを受け本人の思いに添うためにその都度話し合いを重ね決定してきた．その過程を経た結果，自宅で看取ることができたのだと思う．

多くの家族は迷い，揺らぎ，時に療養方針転換することもある．私たちはどういう結論であれ支持し，後悔のない選択ができるよう支援する必要がある．

(3) 多職種チーム連携は本人家族の安心感につながる

最後に，在宅療養の継続，看取りにおいて，家族の安心感は重要因子といえるであろう．そのためには，医師や看護師をはじめとする多職種連携を図っていくことが求められる．例えば，食欲，排便，摂食嚥下状況，呼吸や皮膚状態などのフィジカルアセスメントや，本人の生活・睡眠リズム，行動・心理症状といった変化について伝達・報告を行っていくことは，医師らの正確な状態把握や，迅速な対応の一助となる．それが家族の安心感につながり，本人の穏やかな生活を支えることになる．われわれセラピストは，利用者と 1 対 1 の関係が多いが，それだけにとどまらずチームの一員として得た情報を他職種と共有することも忘れてはならないと考える．

（坂口聡子）

4. ケア会議の実際

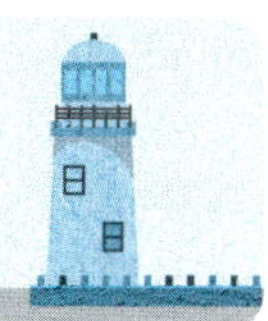

a 認知症の人の家族の想いを聞くケア会議

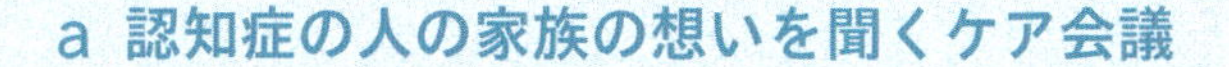

本章 1. 家族への支援　a アルツハイマー型認知症で提示したアユコさんの事例をここでもとりあげる.

事例　アユコさん：70 代の女性

▶ 相談への転機

70 代に入り，徐々に趣味の散歩の行動範囲も狭まってきて，以前は片道 40～50 分，往復で 2 時間も当たり前だったが，片道 10～15 分程度になってきた．テレビも，長時間は見られなくなり，見ても楽しめなくなった．それまで長女に対しては，強気で「自分はまだまだできる」「一人でも大丈夫」と言ったり，他者との活動の場には「行きたくない」「人に会いたくない」と言ったりすることが多かったのだが，時折，長女に対し「寂しい」「どこかへ行ってもいい」という言葉が聞かれるようになった．長女から長男に，近隣で相談できるところへ行きたいと連絡があり，最初は市役所の窓口を希望していたが，長男が市のホームページを調べて地域で担当エリアが決まっていることを伝え，居住地域を担当する地域包括支援センターへ相談に出かけることになった.

同センターへは，長女と長男が 2 人で出向き，基礎情報と現在の様子などの情報を話した．初回相談を X 日として，個別ケア会議までの流れを時系列で示すと概ね以下の通りである.

▶ 個別ケア会議までの流れ

X 日　地域包括支援センターへの相談 1　約 40 分
X 日　認知症初期集中支援チーム員 2 名（OT，Ns）の紹介　約 30 分面談，初回訪問日の決定
X＋1 週　認知症初期集中支援チームの初回訪問
(以後 8 回の訪問で，認知症対応デイケアの紹介と診察の手配同行，糖尿病の診療の手配同行など)
X＋10 週　医療系デイケア利用開始
X＋12 週　要介護認定手続き
X＋16 週　要介護認定通知（要介護 1）
X＋18 週　地域包括支援センターでの相談 2　ケアマネジャーとの面談　約 40 分
X＋19 週　自宅での個別ケア会議　約 30 分

▶ 相談でのポイント

介護家族（長女）の想いとそれに対するセラピストの対応のポイント（➡部分）を示す.

- 場の印象：精神科病院の一角だが，落ち着いた雰囲気で，スタッフが自分たちのため

だけに2名対応してくれるのでホッとする．➡相談の場所は，来談者が落ち着けることを優先する．

- これから対応してくれる人（相談員，ケアマネジャー，ヘルパー等）がどのような人か不安．➡その人の人となりを簡潔に安心できるように紹介する（自己紹介の場合は，リラックスが大切）．
- 面談：質問があり，1つ答えるとたくさんの情報をもらう．たくさん聞けてありがたい反面，どれをどう使えば良いかわからないまま話が進み不安になる．➡多くの情報よりもわかりやすい情報提供を心掛ける．
- 話の内容：認知症の通院中断と糖尿病の進行を心配されたが，具体的な案は出なかった．心配事は共有してもらえたと思ったけれど，具体的な医療へのつなぎ方も教えてほしい．➡この後どのように支援が進んでいくのかの見通しを伝え，そのなかで徐々に医療につなげることも伝えておく．
- 長女は，アユコさんの状態のなかでも特に安定して機能が高いときのことを話していた．母親のことをあまり悪く言えない心理と，できるところはまだ数多く残っていることを支援する側に知っておいてほしい気持ちの表れである．➡できることは奪わない支援を約束することを丁寧に伝える．
- 長男から，ズボンのベルトの止め方がわからなくなっている点や，他の衣服のボタンの止め方やファスナーの上げ下ろしがわからなくなったときに，洗濯ばさみで簡易に止めていることがあることを伝えられた．➡長女からの情報では軽度に思えたが，中等度から一部重度としての対応も並行して考えることになった．
- 次回もまた会いたいと思えるような，希望につながることを教えてほしい．➡1～2で良いので「安心しました」と言ってもらえるような情報を渡して面談を終えるよう心掛ける．
- 家族の対応で，注意しておいたほうがよいことがあれば教えてほしい．➡不安な場面を具体的に問いかけ，一場面について2～3のアイデアを提案する，その案に対する長女の受け止め方も詳しく問う．
- これまでの介護で良かった点は何かを教えてほしい．➡第三者からみて，十分にがんばってきているという点を介護の質の良し悪しを評価するのではなく，賞賛と感謝の言葉を返す．
- 今回の訪問をしてみて，チーム員は何の情報に注目し，どう感じて帰ったかを知らせてほしい．➡改善すべき点よりも，家族の介護が勇気づけられるような情報を強調して提供する．

この他，繰り返し家族と会う機会がある場合，次回までに準備し提供できると良いものとして，

- 前回面談時の振り返り記録（メモでも手紙でもあれば）．
- 前回で感じたことのうち，本人や家族への正のフィードバック（元気）になること．

- 介護のヒントか，使えそうな社会資源情報（絞って）．
- 介護家族としての留意点と緊急時の連絡先など．

▶整理されたアユコさんと家族の想い

（1）本人の想い

- いろんなことができなくなっていくことや，気持ちがコロコロと変わるのが嫌になる，気になりだしたら待てないしイライラする～「情けない」「つまらん」という言葉がよく出る．
- 何をしようとしていたかを忘れてしまったとき，長女の対応によってはバカにされているように感じる．
- 気が付いたら変な場所に変なものが置いてあるが，どうしていいかわからない．
- 好きなものが好きなときに食べたい（飲みたい）し我慢できない．
- 孫や曾孫の顔がみたい　話し相手がほしい（日中寂しい）．

（2）家族の想い（長女）

- 昼間自分が仕事でいないときの話相手（認知症に理解のある行き場所）を見つけてあげたい．
- 車を運転しないから送ってあげることができないので，送迎を助けてほしい．
- 食事量が多い割に太らないので健康面が心配なため，内科も受診してほしい．

（3）家族の想い（長男）

- 洗い物の片づけなどで，布巾などの使用時に清潔・不潔の区別がついておらず，衛生面が心配なので，定期的な片付けをしたい．
- 長女が寝ていても同じことを何度も聞いてくるので，長女が休める状況を作りたい（日中も休息をとってほしい）．
- 墓参りなどで汗をかいても風呂に入ろうとしないので，気持ちよく入浴をさせたい．

以上のような本人や家族の想いが明らかとなり，個別ケア会議が設定された．

▶個別ケア会議

本人の暮らす自宅にて個別ケア会議が実施される．地域包括支援センター，ケアマネジャー，訪問介護事業所の職員各１名と介護家族（長女）で表１の内容について話し合う．

細やかな確認として，「デイケアから送りの時間」に長女が不在のときのヘルパーの派遣時間は，①デイケアの送り時間ちょうどが良いか，②少し早めに行き待っているのが良いか，③少し遅れていくのが良いかなどを確認する．また，事前の情報として，ショートステイ先の候補はいくつかあるが，できれば利用の１ヵ月前には連絡がほしいとのこと．ショートステイするときに，不安や抵抗がある人が多いので，確実に部屋を確保しておくことや，職員の体制を整えることが重要だからである．その施設に慣れるためにも，事前に何回かは試験的なショートステイ利用を提案されることもある．

これまでの地域生活支援センターおよび認知症デイケアでの情報や相談２での情報を

表1　個別ケア会議で情報を整理し相互に確認する項目

①利用者情の確認	利用者氏名	生年月日 / 住所	初回～継続	要介護区分	介護認定日	認定の有効期間
	介護認定審査会の意見およびサービスの種類の指定　あればその内容					
	利用者および家族の生活に対する意向（※1）（本人 / 長女からサービス利用のきっかけとなった問題）					
②ケア会議で合意決定する項目	生活全般の解決すべき課題	長期目標と短期目標	サービスの種別（身体介護 / 生活援助）	サービス内容と利用時間帯	当該サービスを行う事業所（複数の場合有り）	サービス利用契約期間と1ヵ月あたりの利用回数
③居宅介護支援事業者が準備し家族に提示する情報	居宅サービス計画作成者の氏名	事業所名 / 事業所の所在地	居宅サービス計画作成日	総合的な援助の方針（※2）1ヵ月あたりの利用料の自己負担額	週間サービス計画（表）	その他，週単位以外のサービスの特記事項など

整理したことをもとに，居宅サービス計画書（訪問介護計画書：表2）を事業者が準備持参し，この会議の場で確認し疑問には丁寧に答え，修正点があればその場で加筆修正を行う．1週間でどのような支援を行うか，その場合の費用，1ヵ月あたりの自己負担額を説明．双方の理解に齟齬がなく，十分な同意が得られた場合，訪問介護計画書に長女が署名捺印して契約が成立し，サービス提供開始となった．

その後約2ヵ月，現在のアユコさんは，デイケア週6日「行きたくない」という日もあるが必ず送迎バスには乗り，行けば活動を楽しみ同世代の女性の友人もできた．送迎の人にも帰ったときに待つヘルパーにも慣れてきて，冗談を言い合えるような関係になり時折入浴もしている．糖尿病も緩やかにではあるが快方に向かっている．

＜謝辞＞

アユコさんは，私の今年80歳になる母親です．現時点までの経過は心を込めて忠実に表現いたしました．今も，自宅で元気に暮らしています．このような形で、母親の生活を表現させていただく機会を与えてくださった文光堂の奈須野剛弘氏、文章やコラムに多くのご示唆とアイデアをくださった作業療法士の宇田英幸氏，倉元貴志氏，森志勇士氏，森奈奈氏，吉見菜穂氏に心より御礼申し上げます．

表 2　個別ケア会議で確認する「訪問介護計画書」の内容

利用者情報	本人の意向・ニーズ (表１※１の要約)	好きなお菓子や果物を食べて寝てしまい，夕食が摂れない 娘が留守のときに困らないようにしたい 自宅で娘と暮らしたい		
	総合的な援助の方針 (表１※２の要約)	医療系デイケア週６日利用中，娘の帰宅が遅いとき，清潔保持や食事摂取が難しい状況 ・夕食の用意を一緒に行い，夕飯を食べて就寝できるようにしましょう ・入浴や着替えの対応ができるように，ご本人の状況に応じて対応していきます ・できることはしてもらえるように声かけしながら，お一人で過ごせるように環境を整えます ・家族が対応できないときは，代わりに対応できる場所を準備していきます		
サービス内容	曜日 / 時間 / サービス区分	月曜～土曜 /15：30～16：30/ 身体介護		
	サービスの内容	自立支援のための見守り的援助：デイケアの荷物を片付ける，洗濯物を取り込み，畳めるように声かけをする，デイケアとヘルパーで引き継ぎができる		
	提供上の留意点	・本人の意向を聞きながら，コタツ，ストーブ，テレビのスイッチを入れる ・ヘルパーに慣れてきたら，着替えや入浴ができるように声かけや介助を行う ・自分でできることは声かけして行えるようにする ・食事の準備を一緒に行い，食べる意欲がでるように配慮する ・間食希望が強いようであればお茶の時間を設ける		
	担当訪問介護員の氏名	複数の場合は全員を明記		
居宅サービス計画書に明記する内容	現状・課題	上記の本人の意向・ニーズに加えて，糖尿病の改善，家族のストレスの緩和などを明記		
	本人が望む生活行為	本人の意向のニーズ（※１）の整理		
	長期目標 / その期間	在宅で長女との生活の維持，糖尿病の悪化を防ぐ，介護者のストレスを軽減 / 特に設けなかった		
	短期目標	ヘルパーと一緒に食事の用意をし，夕飯を食べることができる	体調の把握ができ，服薬し，病状の悪化が防げる	デイケアで楽しく過ごすことができる
	短期目標の期間	６ヵ月	６ヵ月	６ヵ月
	サービス計画 / 担当者 (介) 訪問介護事業所 (医) 医療機関・デイケア (家) 家族	・帰宅時デイケアの荷物を片付ける (介) ・洗濯ものを取り込み，たためるよう声かけをする（介)	・医師の診察を受ける (医) ・通院を介助する (家) ・食後の薬を用意する (家) ・服薬する (本人) ・家族への連絡と情報提供（介：主はケアマネージャー)	・デイケアへ出かける準備 (家) ・楽しくリハビリやレクリエーションに参加できるようにする (医) ・入浴ができるように勧め，清潔保持ができる (医) (介) ・デイケアとヘルパーで引き継ぎをする (医) (介)
	頻度	６回 / 週	６回 / 週	６回 / 週

（苅山和生）

4. ケア会議の実際

b 家族の想いを聞くポイント

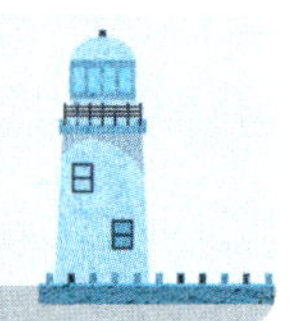

地域ケア会議には，個別課題解決機能，ネットワーク構築機能，地域課題発見機能，地域づくり･資源開発機能，政策形成機能の５つの機能がある[1]．そのため，単なるケース会議とは異なり，前述の５課題に該当する事例が選択される場合が多い．そして，地域ケア会議には当事者や家族が直接出席しないため，出席者の誰かが彼らの代弁者となる．代弁者には当事者や家族に最も関わっている職種が担う場合が多い．その多くはケアマネジャーとなるが，地域ケア会議の場で一人が情報提供者と代弁者の両方の役割を担うのは困難が予測される．特に，代弁者は個人情報の扱いを慎重にしつつ，代弁機能を果たさなければならない．複雑な家族関係が背景となる事例や地域住民とのトラブルを抱えている事例が増加しており，それぞれの立場を代弁することは困難を極めている．

この項では家族の想いに焦点を当て，それをどのように聞き出すのかについて紹介する．

事例　ミサさん：72 歳の女性

▶ 地域ケア会議までの経過

ミサさん（72 歳）は夫（73 歳）と２人で郊外の一軒家で生活していた．夫は長年白内障を患っており，誕生日を契機に運転免許を返上することにした．自動車がなくなると日々の買い物に支障をきたすようになった．そこで２年前に市内駅近くの一軒家に引っ越した．それからしばらくして，ミサさんは買い物先から自宅に戻れなくなり，民家の庭に入り込んでいるところを警察に保護された．それが月に数回続くようになった．自宅では掃除が雑になったり，ゴミ出しの日にちを間違えたりするようになった．この町内ではゴミステーションの清掃を当番制にしていた．ミサさんはその当番を忘れるようになった．地域住民は当初，ミサさんに直接苦情を伝えていた．しかし，一向に改善しないため，住民は夫に改善を申し込んだ．夫はミサさんが少し変わった程度にとらえていたため，住民の苦情に対して「妻を変人扱いするな！」と言い返していた．

ある朝，ミサさんは庭で生ゴミも含まれていたゴミを焼いた．その灰は隣近所に広がり，燃え残った生ゴミにはカラスが集まった．灰が洗濯物に付着した隣人は，夕方夫に伝えると逆に怒鳴り返された．困った隣人は民生委員に相談し，地域包括支援センターが対応することになった．地域包括支援センターの職員がミサさん宅を訪問したが，夫は「困っていることはない」と玄関にも入れなかった．それでも職員は何度も通い，２週間経つ頃，夫の態度は軟化を始めた．しかし，各種のサービスの介入を受け入れようとはしなかった．対応に窮した職員は地域ケア会議でミサさん世帯の件を話し合うようにした．

▶ 地域ケア会議の実施に向けて

地域ケア会議を実施するうえでの課題は，夫が住民と接する際は喧嘩腰の態度をとり，地域の中で孤立を深めていた．ミサさんが引越しを契機に認知症状が悪化しており，ミサさん世帯が近隣の人々との人間関係をこれからどのように構築していくかであった．

(1) 会議の実施前の課題

地域ケア会議実施の予定は３週間先と決まった．しかし，課題となる夫の言動の背景が不明であった．職員はその点を明確にしておかなければ，会議でも打開策が見つからないと考えた．そこで，夫の在宅に合わせて訪問して，玄関先で話を聞くようにした．

(2) ケアマネジャーが担当

そんな折，ミサさんが転倒して左腕を骨折した．ミサさんは三軒先の整形外科医院に通院することになった．この医院にはケアマネジャーも勤務しており，ミサさんを担当することになった．夫は主治医の意見には素直に従っており，ケアマネジャーにも協力的であった．職員はケアマネジャーにこれまでの経緯を伝えるとともに，支援を引き継いだ．

(3) 夫の想い

ケアマネジャーはまず，夫とミサさんとの歴史を尋ねることにした．夫は，定年まで貿易会社に勤務し，海外での単身赴任が長かった．そのためミサさんは子供２人をほぼ１人で育て上げた．夫はミサさんのこれまでの苦労に対して感謝をしており，これから労うつもりであった．便利の良い市内に引っ越し，２人でゆっくり暮らすつもりだった．そんな矢先，隣近所の住民がミサさんの行動に文句を告げにくるようになった．それも，住民が「認知症ではないか？」と口にした．夫は「新しく越してきた人に意地悪をする地域なのだ」と思い込んだ．夫はミサさんの行動がおかしくなった原因は，近隣住民に精神的に追い込まれたためと思い至った．一方，ケアマネジャーは夫がミサさんの変化に気づいていながら，その原因は住民にあると誤解していると気づいた．そのような時期に，冷静に諭してくれる主治医の出現は夫にとって「希望の光が差し込んだと感じた」と語った．

▶地域ケア会議での展開

地域の困難事例とみられていた世帯であった．しかし，そこには彼らなりの事情があった．この地域は子供や高齢者への見守り活動が活発だった．その活発さが仇となり，ミサさん世帯に対する最初の関わりが苦情であった．これではミサさん世帯と地域住民との軋轢は増すばかりであった．ケアマネジャーはこれらの経緯を会議で示すと同時に，夫に地域活動の参加を促していると語った．この発言を聞いていた地域の代表は，地域住民からも夫を活動に誘うようにした．夫は元来社交的であったので，地域に少しずつなじんでいる．ミサさんは，介護保険サービスを活用しつつ，夫との買い物や旅行を楽しんでいる．

文献

1) 地域ケア会議運営マニュアル作成委員会：地域ケア会議運営マニュアル．一般財団法人 長寿社会開発センター，2013，http://www.nenrin.or.jp/regional/pdf/manual/kaigimanual00.pdf（2017年12月24日閲覧）

（谷川良博）

付　録

資　料

資料 1　家族アセスメント票

家族アセスメント票

面接日　　年　　月　　日

<table>
<tr><td>フリガナ</td><td colspan="3"></td><td rowspan="2">男・女</td><td rowspan="2">生年月日</td><td colspan="3" rowspan="2">明治 大正
昭和 平成　　年　月　日</td></tr>
<tr><td>本人氏名</td><td colspan="3"></td></tr>
<tr><td>住　所</td><td colspan="5"></td><td>電話番号</td><td colspan="2"></td></tr>
<tr><td>主たる介護者氏名</td><td colspan="3"></td><td>本人との続柄</td><td colspan="2"></td><td>同居の有無</td><td></td></tr>
<tr><td colspan="5">家族構成</td><td colspan="4">エゴグラム</td></tr>
<tr><td>氏名</td><td>続柄</td><td>生年月日</td><td colspan="2">健康状態等</td><td colspan="4" rowspan="7">◎－</td></tr>
<tr><td></td><td>本人</td><td></td><td colspan="2"></td></tr>
<tr><td></td><td></td><td></td><td colspan="2"></td></tr>
<tr><td></td><td></td><td></td><td colspan="2"></td></tr>
<tr><td></td><td></td><td></td><td colspan="2"></td></tr>
<tr><td></td><td></td><td></td><td colspan="2"></td></tr>
<tr><td></td><td></td><td></td><td colspan="2"></td></tr>
<tr><td>発症時期</td><td colspan="8">年　　月　　（　　）歳　頃から</td></tr>
<tr><td colspan="5">発症時の症状</td><td colspan="4">最初に家族が困ったこと

家族が対処してきたこと</td></tr>
<tr><td>周辺症状の発現時期</td><td colspan="8">年　　月　（　　）歳　頃から</td></tr>
<tr><td>具体的な周辺症状</td><td colspan="4"></td><td colspan="4">周辺症状で家族が困ったこと

家族が対処してきたこと</td></tr>
<tr><td>現在の本人の様子</td><td colspan="4"></td><td colspan="4">現在家族が困っていること

家族が対処していること</td></tr>
</table>

家族への質問票

質問項目	面接者コメント
1. 認知症についてこれまで説明を受けたり，知識を得る機会がありましたか　誰から受けましたか	
2. 認知症はどのような病気だと思いますか（疾患の知識・理解度）	
3. 利用できるサービスについて情報を得る機会がありましたか（情報提供の機会の有無）	
4. 相談できる人・頼れる人がいますか　具体的にはどなたですか	
5. 介護による疲れはありませんか　疲れ具合を具体的に教えてください（疲弊状況）	
6. 本人にどのようになってほしいと思っていますか（家族の希望）	
7. 家族は本人にどのように対応していきたいと思っていますか	
8. これからどのようなサービスを受けたいですか	
9. 家族が自分自身のためにしたいことは何ですか（趣味の実現・QOL 向上）	
家族支援として必要と思われること	

資料 2　家族支援計画票

家族支援計画票

計画日　　　　年　　月　　日
見直し時期　　年　　月　　日

主たる介護者氏名		本人氏名	

家族の長期目標

1 ______

2 ______

家族の当面の目標

1 ______

2 ______

3 ______

具体的計画

家族の具体的行動	期間・頻度等	必要な支援者	3ヵ月後の達成度
1 例：ヘルパー支援を受けている間，好きなテレビを見る	1日1時間	ヘルパー	
2 例：本人への声掛けの仕方を学ぶ	週に1回	通所リハビリテーションの職員へ都度相談	
3 例：温泉旅行にいく	3ヵ月に1回	3ヵ月に1回ショートステイを利用	
4			
5			

資料3　家族教室案内のチラシ

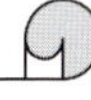

認知症高齢者を抱える家族等介護者のための

家族教室

認知症高齢者は年々増加し、家族など介護する方々の負担も大きく取り上げられており、適切な支援サービスを充実させ、体制整備が急務とされています。

今回は、認知症高齢者を介護する方々のための、心理的負担感を解消することを目的する「家族教室」を開催することになりました。

どうぞ、ご参加ください。

日程と内容

第1回　○○年**△△月××日（土）**　**認知症ってどんな病気？**

認知症を理解する

第2回　○○年**△△月××日（土）**　**介護するって大変！？**

介護法と介護負担感について考える

第3回　○○年**△△月××日（土）**　**先輩の話を聞きましょう！**

－介護の先にあるもの－

開催場所と時間

ＡＢセンター　　Ｃ時～Ｄ時（毎回）

＊ 家族教室に参加する際は、介護しているご本人を同伴ください。教室開催中は別の部屋で専門のスタッフがご本人に対応させていただきます。

資料 4　家族が前向きになるための元気が出る介護のコツ

① 人はみんな生きるペースが違います

自分とはペースの違う認知症者を介護することは大変なことです．

② 人生にはストレスがつきものです

ストレスには良いストレスと悪いストレスがあります．介護することが負担感の強いものになっていれば悪いストレスです．負担を減らし良いストレスに変えましょう．

③ 完璧な子育てがないように，完璧な介護はありません

自分だけではできないことも多いので，デイサービスやショートステイを利用するなど他の人の力を借りましょう，他の人に甘えましょう．

④ 弱音をいっぱい吐きましょう

大変なことを自分一人で抱えないで，専門家や友人，家族等に相談したり弱音を吐いたりしましょう．すっきりして，認知症者に向き合える力になります．

⑤ 良かったことを共有しましょう

できなかったことでなく，できたこと，良かったことを本人も含めた家族で共有しましょう．きっと元気がでます．

⑥ 時には自分にご褒美をあげましょう

毎日介護で頑張っているので，ショートステイを利用するなどして自分の時間を作りましょう．旅行や友人とのお茶会などご褒美は大きなものから小さなものまであります．身近なものから始めてみましょう．

⑦ 楽観的に前向きにいきましょう

「何で私だけこんな苦労するの」，と考えるより「これも人生経験だから」と楽観的に前向きに考えるほうが，介護する家族にとっても本人にとっても良い結果が得られることが多いです．

「日本作業療法士協会：認知症の高齢者を抱える家族向けテキスト．認知症高齢者に対する作業療法の手引き（改訂版），巻末資料，2007」より引用

（香山明美）

社会資源について

対象者とその家族を支援しようとするときにどんな手段を活用するのかは重要である．適切なアセスメント（情報収集と分析）から解決すべき生活上の課題（ニーズ）が抽出され，そのニーズに対してさまざまな社会資源を活用しつつ課題を解決・改善していくことが認知症者のリハビリテーションの過程であり，家族支援の手段となる．セラピストの個別援助計画・練習・指導・支援はもちろん重要な社会資源の一つとなる．

介護支援専門員はケアプラン（居宅・施設介護支援計画）を策定し，認知症者の自立支援，家族の負担や不安の軽減を図ろうとする．介護支援専門員もまた重要な社会資源の一つとなる．

●社会資源とは何か

この世の中にあるすべての機関・事業所・制度・専門家・地域住民・道具・資金・物品・知識・技能・情報等は福祉に活用できるという広い意味で社会資源となる．有形なもの（車椅子・徘徊感知装置・病院・福祉センター　等）もあり，無形なもの（インターネット情報・財源・リハビリテーション技術　等）もある．

物的資源・人的資源・情報的支援・制度的資源・ネットワーク等に分類されるが，さらに本人自身が持っている力については「内的資源」と称され，対象者自身の持つ力を十分に発揮できるような支援をエンパワーメント（内的資源の増大・潜在能力の発揮）といい援助の重要な視点となる．

●資源としての家族

認知症者のリハビリテーション・生活支援において家族は重要な資源となる．近年では高齢者のみの単身世帯や高齢者夫婦のみの世帯が増加しており，家族形態の変化からも家族の支援力は低下しているといわれている．家族の状況をよく把握し，家族を支援資源として力づけていくことは重要である．

認知症という疾患は本人に自覚されにくく，家族もどのように対応したら良いのか困惑しているという状況が多い．同居家族，また別居していても本人の生活を心配していて後見人となり得るような家族の状況をよく汲み取り，支援に生かしたい．

●制度の中での資源

認知症者とその家族を支える重要な資源は医療保険制度・介護保険制度・生活困窮者の支援制度といった社会保障制度であろう．医療保険制度を基に，認知症の診断･診療･薬物療法・リハビリテーション医療が提供される．医療保険制度は重要な社会資源である．認知症専門医・認知症サポート医・認知症専門作業療法士なども医療制度の中で重要な資源である．

介護保険制度においては，デイケア（通所リハビリテーション）やデイサービス（通所介護）といった通いで活用できる資源があり，認知症対応共同住居や介護老人保健施設といった入所資源もある．居宅へ訪問して支援する事業所としては訪問看護・訪問リ

資料 5　地域における認知症者や家族の支援資源整備の例

資源名	サポート内容	サポート効果
地域包括支援センター 在宅介護支援センター 認知症支援推進員 地域ケア会議	生活圏域ニーズ調査 認知症早期発見・相談支援 個別ニーズを資源につなげる 地域資源の創設・企画・地域課題の発見・市民講座　等	地域の事情や資源情報の整理、発信・マネージメント・生活相談・生活支援・認知症予防活動　等
認知症疾患医療センター 認知症外来	認知症の診断・治療 疾患や症状・ケアへの指導	医療支援　指導 療養支援
地域サロン 認知症カフェ	住民参加型支援・世代間交流 介護予防・ピアサポート	居場所　身近な支援 専門家の活用で充実へ
認知症短期集中リハビリ 認知症デイケア	医療系の専門家による専門的アセスメント，集中リハアプローチ	専門的なアセスメント 治療的リハ・ケア
デイサービス	生活支援・活動ケア	生活支援 アクティビティケア
認知症サポーター 民生委員・区長 中学校区相当の地域包括ケアシステムの整備	見守り・生活支援・お話しボランティア・徘徊者の保護支援・声掛け あいさつ運動・食事会・サロン　等	認知症に対しての基本的理解を促進 地域力を増す
総合支援事業・認知症初期集中支援チーム 移送・ボランティア	今後の地域づくり・地域資源創設 早期の認知症者支援・住民主体で多様な支援	今後の動向が期待される

ハビリテーション・訪問介護等がある．

「新オレンジプラン」といった認知症者を地域で支援しようとする政策もまた重要な社会資源となる．この施策を基に，各県では認知症疾患医療センターが整備され，市町村には認知症生活支援コーディネーターがおかれている．地域包括ケアの仕組みの中で認知症者の課題を地域の多種連携で支援する仕組みが進んでいる．

「地域包括支援センター」は介護保険制度の要として各市町村において，総合的な相談事業や介護予防・日常生活支援総合事業といった地域生活をサポートするような包括的な事業運営を担っている．また，地域ケア会議を開催し，「個別の援助課題」について多職種や地域のさまざまな人材を集めて検討を深め，地域の支援力（地域資源力）を増そうとしている．地域ケア会議を通して地域課題（地域の資源力の不足）が見えてくることもある．

「社会福祉協議会」では後見人の支援や日常生活支援の活動を担っていることも多く，権利擁護の制度は認知症者の意思を尊重し，地域生活をサポートする資源となる．

●インフォーマルな資源

公的な機関や専門職が担い，法や条例の定めにのっとって提供されるサービスをフォーマルサービスというが，それに対して民間やボランティア，家族を含めての地域近隣のサポートはインフォーマルな資源といわれる．認知症サポーターが自主的に地域でキャラバンを組んで活動をしている地域もある．「認知症の人と家族の会」の活動は有力な資源となっている．地域の見守りチームや声掛けボランティア・お話ボランティアもインフォーマル資源となる．回想法の会や歌声サロンが活動している地域もある．民生委員や区長は行政からの委託を受けていることから地域にあってフォーマルとインフォーマルの両方の要素をもつ資源ともいえる．

●資源活用のこつと留意点

地域のさまざまな資源を良く知っていくことが重要である（資料5参照）．地域資源の実情や強み・弱さについても理解をしながら個々の対象者の支援を通して顔の見える関係作りをしていこう．

医療と介護の連携が推進されている．疾病の特徴や治療内容を理解し，健康管理をしながら，心身機能の改善を図るような生活をサポートしていきたい．活動と参加が人を健康に元気にするという作業療法の特徴を活かすこともまた専門性という資源の活用となる．前述した内的資源をより良く活用したい．対象者の興味・関心・生活体験・生活歴・良くなりたいという思いを重要な内的資源として生活行為向上につなげることができると良い．

さまざまな社会資源を活用するために連携がある．連携とは報告や相談や連絡のことでありこれらのつながりで形成される支援チームが対象者を支える社会資源となる．

連携においては利用者主体の原則や，他の専門職や機関についての理解は重要であり，守秘義務についても留意が必要となる．

（浅野有子）

索引

和文

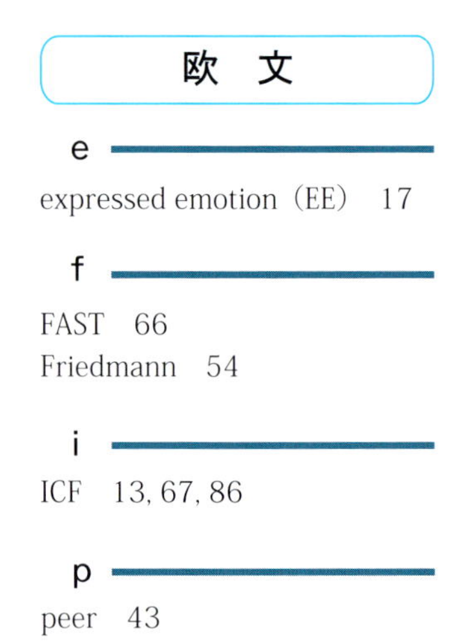

欧 文

検印省略

セラピストのための
認知症者家族支援マニュアル
定価（本体 2,700円＋税）

2018年6月26日　第1版　第1刷発行

編　者　香山 明美・苅山 和生・谷川 良博
発行者　浅井 麻紀
発行所　株式会社 文光堂
〒113-0033　東京都文京区本郷7-2-7
TEL（03）3813-5478（営業）
（03）3813-5411（編集）

印刷・製本：広研印刷

乱丁，落丁の際はお取り替えいたします．

ISBN 978-4-8306-4568-6
Printed in Japan